TE PROMETO QUE ESTE DOLOR NO DURARÁ SIEMPRE

CLARE MACKINTOSH

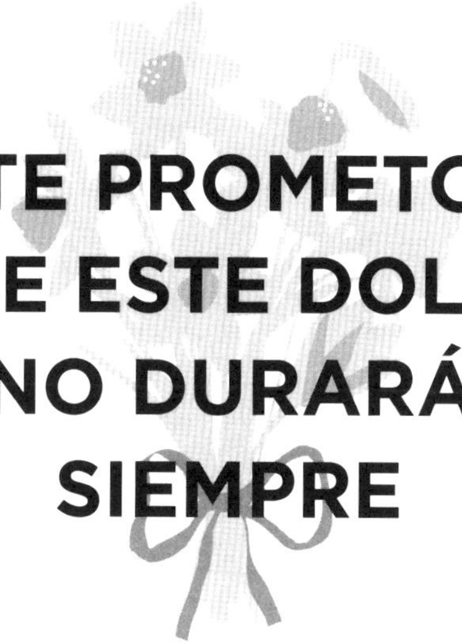

TE PROMETO QUE ESTE DOLOR NO DURARÁ SIEMPRE

18 verdades sobre el duelo

Traducción de Victoria Simó

Autoconocimiento

DIANA

Título original: *I Promise It Won't Always Hurt Like This*
Publicado por primera vez en Reino Unido en inglés en 2024 por Sphere, un sello de Little, Brown Book Group.

Diana es un sello editorial de Editorial Planeta, S. A.
Diagonal, 662-664, 08034 Barcelona (España)
www.dianaeditorial.com
www.planetadelibros.com

Primera edición: febrero de 2025
Depósito legal: B. 960-2025
ISBN: 978-84-1119-218-7
Maquetación: Realización Planeta
Impresión y encuadernación: Limpergraf, S. L.
Impreso en España - *Printed in Spain*

PEFC Certificado
Este libro procede de bosques gestionados de forma sostenible
PEFC
PEFC/14-38-00305
www.pefc.es

Para todos los que han amado
y han sufrido una pérdida.
Y para Alex.

Introducción

Tengo casi cincuenta años. He perdido a abuelos, a amigos, a un padre y a un hijo. El duelo está entretejido en mi vida como el hilo se entreteje en la tela: a veces sutil como la seda, otras veces grueso y visible como el que zurce un tejido rasgado. En mi duelo soy madre, hija, hermana, esposa, mujer y amiga.

También soy escritora. He abordado el duelo en todas mis obras, porque el dolor de la pérdida ha permeado todo mi ser. Escribo para darle sentido al mundo y al lugar que ocupo en él, y para salir al encuentro de personas que se sienten como yo. Escribo con la esperanza de que mis palabras resuenen en los demás, con la intención de que lean una frase una y otra vez, y piensen: «Justo así me siento yo».

Aunque mis novelas giran en torno al tema de la pérdida, nunca había escrito explícitamente sobre el duelo. Sobre cómo se siente, las formas que adopta y lo terrible que llega a ser. Sobre su condición cambiante, sus patrones y su transitoriedad.

Nunca había escrito sobre mi propio dolor.

Siempre me había parecido un tema demasiado grande para abordarlo sin el filtro de la ficción: demasiado peligroso, como mirar directamente al sol. ¿Y si me ciega? ¿Y si, al contemplarlo de frente, no puedo apartar la mirada? Durante mucho tiempo estuve gestionando la pena mediante la compartimentalización. Es una estrategia que perfeccioné cuando trabajaba como agente de policía, cuando cargar el equipaje emocional de un caso al siguiente habría perjudicado a todos los implicados. Empaquetaba mis emociones con cuidado y guardaba las cajas a buen recaudo hasta que contaba con el tiempo y las fuerzas para desempaquetarlas.

Aunque no siempre las desempaquetaba.

Ciertas experiencias —ciertos sentimientos— son tan duras y pesan tanto que se quedan en sus cajas, como los recuerdos que llevamos de casa en casa y que acaban atestando desvanes, garajes y armarios. Son reliquias de otro tiempo, equipaje que ya no necesitamos.

Permanecen intactas durante años, pero no llegamos a deshacernos de ellas. Forman parte de nosotros.

Yo pensaba que si escribía sobre mi dolor tendría que abrir esas cajas. Tendría que sacar mis sentimientos y examinarlos uno a uno. Y temía que hacerlo me destrozara. Sabía que me destrozaría. Así que seguía tocando el tema de refilón, a través de mis personajes, como un niño que se esconde detrás de una persona más grande y más fuerte.

Y, sin embargo, aquí estamos: a punto de empezar un libro que habla básicamente del duelo. Tú y yo, mirando directamente al sol.

Resulta que, al final, lo que me indujo a escribirlo no fue el dolor en sí, sino su ausencia. Hace cuatro años, a medio camino del decimocuarto aniversario de la muerte de mi hijo, caí en la cuenta de qué día era. Sabía en qué día estaba, pero el significado de la fecha había resbalado a algún recoveco de mi mente, de la misma manera que pasa a veces cuando has prometido hacer algo o ir a alguna parte y no consigues recordar qué o a dónde.

Caí en la cuenta en el centro de jardinería, mientras estaba enfrascada en la trascendente tarea de escoger el árbol de Navidad perfecto. La fragancia de los abetos era intensa y reconfortante, y me quedé un momento en ese efímero bosque interior, examinando mis emociones, como antes de administrar primeros auxilios a un accidentado, pasando los dedos con suavidad por el cuerpo del paciente en busca de fracturas. ¿Cómo me encontraba? ¿Eran graves mis heridas? ¿Seguía respirando?

Seguía respirando.

Mi hijo Alex tenía cinco semanas cuando murió.

No soy capaz de decir de qué murió exactamente.

El punto de inflexión de un anciano con cáncer terminal puede ser el colapso de un órgano, o la malnutrición, pero aun así atribuimos la muerte al cáncer. Si una mujer joven muere en un accidente de coche, atribuiremos la muerte al accidente y no a la lesión fatal que ha sufrido en la cabeza. Mi hijo nació a las veintiocho semanas de gestación y, aunque no se puede decir que estuviera fuerte y sano, tenía un buen pronóstico. Mejor, de hecho, que el de su hermano gemelo, que fue directo a un respirador para que la maquinaria lo mantuviera con vida, ya que yo no había sido capaz de hacerlo. Los dos evolucionaban mejor de lo que nadie esperaba: ganaban peso, comían bien y se habían librado de la infinidad de problemas de salud que se asocian a la prematuridad.

Por consiguiente, el rápido deterioro de Alex a las tres semanas de vida fue inesperado y aterrador. Las pruebas revelaron la presencia de *Pseudomonas*, una bacteria incluida en el grupo aparentemente benigno de los «microbios de hospital», como si fuera algo que se puede superar fácilmente. Y quizá lo hubiera superado de no haber sido prematuro, de no haber pesado apenas un kilo y trescientos gramos, y de no haber desarrollado meningitis.

¿Murió de meningitis?

¿De la posterior hemorragia cerebral?

¿De la decisión que tomamos mi marido y yo de poner fin a su sufrimiento?

La muerte, como la vida, rara vez es sencilla y simple.

Durante los días siguientes a la muerte de Alex, el hecho de seguir viva no dejaba de sorprenderme. Me parecía imposible que mi cuerpo siguiera funcionando cuando estaba experimentando lo que parecía un fallo multiorgánico. Notaba las extremidades entumecidas y una sensación de hormigueo, como si mi sangre hubiera echado un vistazo a la distancia que debía recorrer y hubiera decidido no hacerlo. Un peso me aplastaba el pecho: seguramente tenía las costillas rotas; mis pulmones eran una fracción de su tamaño normal. Mi respiración se tornó superficial y entrecortada, cada inspiración más breve que la anterior, cada exhalación más difícil que la última. Una nube negra se extendía en mi cerebro, como tinta en papel secante que me nublaba el pensamiento y me lastraba las extremidades.

En resumen, me estaba muriendo.

Y, sin embargo, no me moría, y eso a veces se me antojaba una crueldad añadida.

Con el paso de los años, mi pena cambió de forma y sus cortantes aristas se suavizaron hasta convertirse en algo más soportable. Se modificó su comportamiento; se volvió menos exigente, menos demandante. Todas esas transiciones sin excepción sucedían mientras yo miraba hacia otro lado, de igual manera que un tren devora los kilómetros cuando te sumerges en la lectura de un libro. En aquel decimocuarto aniversario, rodeada de árboles de Navidad, levanté la vista y comprendí que había llegado más lejos de lo que me parecía posible. Esa mañana no me levanté con el corazón tan encogido que no podía hablar, como me había sucedido el año anterior. Ya no notaba un peso en el pecho tan inmenso que temía que cada respiración fuera la última. Mi pena seguía presente, pero ya no me consumía.

Las cosas eran más fáciles.

Y para ti también lo serán.

Te lo prometo. Como tema para un libro no parece gran cosa, ¿verdad? Pero he descubierto que escuchar algo una sola vez no basta para creerlo, sobre todo cuando tu mente te dice algo muy distinto.

«Fue culpa tuya».

«Deberías haber hecho más».

«Si hubieras...».

«Si no hubieras...».

«Si hubieras...».

Hablaremos más —mucho más— de eso unas páginas más adelante.

Catorce años no es una cifra mágica. Si estás en un proceso de duelo ahora mismo, el sentimiento es puro y real. Podrían pasar tres, siete o veinte años hasta que te despiertes sin ese dolor alojado en la garganta. Sé lo mucho que duele. Pero también sé, con la misma certeza e intimidad con que conozco la pena, que no te vas a sentir así siempre.

Podemos tratar de analizar la pena. Podemos clasificar nuestras emociones en etapas nítidamente etiquetadas. Podemos comentar lo que dice la ciencia sobre el dolor físico que estamos sintiendo. Pero el dolor de una pérdida es mucho más grande, más obstinado. Sigue un camino propio. Con el paso de los años he aprendido a no luchar contra mi dolor, sino a ser consciente de él. A aceptarlo como parte de mí, de igual manera que acepto los crujidos de las articulaciones y las cicatrices, las canas y las arrugas.

Este libro se estructura en torno a una serie de promesas: mi manera de asegurarte que el sol volverá a salir. Es una conversación, no una conferencia; es una historia de esperanza, no de pérdida. Es un libro al que acudir cuando estés sufriendo, un libro que ofrecerle a un amigo cuando no sepas qué decir. Un libro que llevar contigo cuando necesites una voz amable que te haga compañía. Contiene dieciocho promesas, una por cada año que llevo viviendo sin mi hijo, por cada año que he seguido creciendo alrededor de mi aflicción.

Pocas personas hablan de la muerte sin tapujos, y recuerdo haberme sentido muy sola cuando empezó mi duelo. No sabía si «lo estaba haciendo bien» —si lo que sentía era «normal»— y no sabía dónde encontrar respuestas.

La respuesta breve es que lo que sientes es normal, sea lo que sea.

La respuesta larga es este libro.

El 10 de diciembre de 2020, en el decimocuarto

aniversario de la muerte de Alex, después de elegir el árbol de Navidad y volver a casa, compartí mis pensamientos en internet. Quería ofrecer esperanza a cualquiera que aún estuviera empezando este viaje a través del duelo, asegurarle que no siempre le dolería tanto. También quería marcar ese instante para tenerlo presente. Sentía que había alcanzado un hito, un logro incluso, porque el duelo es una experiencia activa, no pasiva.

Pasados varios años, todavía recibo mensajes a diario en respuesta a esa publicación. He leído decenas de miles de historias de personas de todo el mundo, en distintas etapas del duelo. He llorado por los que no encuentran la manera de seguir adelante y me he alegrado por los que no solo sobreviven, sino que prosperan. He respondido a tantos mensajes como he podido y, cuando no he dado abasto, he escrito este libro. Durante un tiempo, las palabras que publicaba en Twitter bastaban. Llegaron a casi veinte millones de personas, y sabía por sus reacciones que les servían de consuelo.

Pero quería decir algo más.

Quería desarrollar las promesas que había hecho y ofrecer sugerencias prácticas que las acompañaran. Comprendí que por fin estaba lista para examinar mi propio dolor y analizar qué elementos eran universales. Mi hijo habría cumplido dieciocho años este año y me parece muy adecuado estar trabajando en algo en su nombre: mi aflicción ha llegado a la mayoría de edad en vez de mi hijo.

Tampoco puedo dejar de pensar en lo difícil que me resultaba estar conectada a internet cuando mi pena estaba en su máximo apogeo. Un comentario mal formulado o un anuncio fuera de lugar podían hundirme durante días.

Pero un libro...

Un libro solo contiene lo que promete en la cubierta.

Nada se cuela en tus mensajes privados ni salta en tu línea temporal. El libro le devuelve el poder al lector.

Así pues, este es mi viaje a través del duelo, pero también es el tuyo. En cada rincón del mundo, cada minuto de cada día, hay personas que lloran a sus seres queridos. El duelo es universal. Pero del mismo modo que vivimos la muerte de maneras distintas, también experimentamos las emociones que se desencadenan de un modo distinto. Tu dolor es tan singular como tú —tan único como lo era tu relación con la persona que has perdido— y lo que sea que estés sintiendo es válido y real. Me he centrado en los elementos del duelo que compartimos muchos de nosotros, a partir de los mensajes que he recibido. Encontrarás páginas que querrás leer y releer, en las que colocarás puntos de libro o trocitos de papel, y a las que añadirás notas al margen. «Justo así me siento yo». Pero otros capítulos no te llegarán del mismo modo —te parecerán escritos para alguien que no eres tú— y eso también está bien. Sáltate esas páginas y no pienses ni por un segundo que estás haciendo algo mal por el hecho de no sentir lo mismo que yo. Cada persona llora a su manera.

No soy una experta en duelo. No soy distinta a ti, salvo en que quizá he recorrido un trecho más largo de este camino por el que ni tú ni yo queríamos transitar. No podría haber escrito este libro justo después de la muerte de mi hijo, pero me gustaría haberlo leído. Ojalá hubiera tenido algo a lo que recurrir cuando más lo necesitaba.

A lo largo de los años he leído muchas obras sobre el duelo y he dejado muchas más a la mitad. Al inicio de mi proceso de duelo, en el momento en que más necesitaba ese consuelo, los libros solamente me ofrecían una lista interminable de cosas que debería estar haciendo. Me topaba con impenetrables conceptos psicológicos en párrafos densos que intentaban explicar por qué me sentía como me sentía, cuando la razón era muy sencilla. Mi hijo había muerto. No me ayudó —no entonces— entender que tenía el cerebro inundado de cortisol o que mi corteza prefrontal (la parte del cerebro encargada de tomar decisiones) se había anulado temporalmente. Lo que quería saber era que iba a mejorar. Que no estaba sola.

Tus amigos y tu familia se pondrán en contacto contigo en fechas especiales (Navidad, cumpleaños o fechas señaladas), pero ni siquiera tu mejor amigo o amiga será capaz de prever ciertos desencadenantes que te sorprenden incluso a ti. Un acorde de una canción que oíste en las últimas vacaciones que pasasteis juntos. Una vaharada de ese perfume que antes encontrabas en tu almohada a diario. El roce de una melena, un pañuelo entrevisto en el escaparate de una tienda. Unos zapatos, una fotografía, una marca de vino. Narcisos.

Este libro es para esos momentos.

Tal vez descubras, como me pasó a mí, que te resulta imposible concentrarte mucho rato seguido. Por esa razón, esta obra prescinde de una narrativa global y no te obliga a sumergirte en cien páginas de oscuridad antes de ofrecerte esperanza. Puedes leerlo de la manera convencional, de principio a fin, o quizá solo tengas fuerzas para un capítulo. Y si en algún momento no tienes fuerzas ni para eso, la propia lista de promesas te consolará.

Lo leas como lo leas, espero que te ayude. Te prometo —y seguiré prometiéndotelo hasta que me creas— que este dolor no durará siempre.

Promesas

1. Te prometo que este dolor no durará siempre,
2. que no siempre pasarás las noches en vela, llorando en la cama hasta que no puedas respirar.
3. Te prometo que las olas de dolor que te embisten no te ahogarán.
4. Te prometo que encontrarás la manera de despedirte,
5. y un motivo para seguir adelante.
6. Te prometo que este no siempre será tu primer pensamiento al despertar,
7. que no siempre temerás lo peor.

8. Te prometo que no siempre te sentirás tan enfadado,

9. tan culpable,

10. tan cansado.

11. Te prometo que encontrarás a alguien que te comprenda.

12. Te prometo que la felicidad de otra persona no siempre te quitará el aliento,

13. que los aniversarios no siempre te romperán el alma,

14. que no siempre se te encogerá el corazón cuando te hagan una pregunta que no sepas contestar.

15. Te prometo que volverás a ser feliz,

16. que podrás devolver lo que has recibido.

17. Te prometo que no olvidarás.

18. Te prometo que este dolor no durará siempre.

Uno

Te prometo que este dolor no durará siempre

No sabría decir en qué mes sucedió, pero había narcisos, así que debió de ser en primavera. Unas pocas semanas después de la muerte de Alex, supongo. Dos meses a lo sumo. Las corolas de los narcisos estaban mojadas, los tallos envueltos en papel de cocina húmedo y papel de aluminio. Y sujetando las flores, una mujer.

—¿Cómo está? —me dijo.

¿Que cómo estaba?

Me estaba muriendo. Tenía taquicardia y me zumbaban los oídos como un avión a reacción. La piel me dolía como si tuviera la gripe: la tenía tan sensible que solo soportaba las prendas más livianas, prendas que llevaban una semana o más sin pasar por la lavadora. Mi marido estaba en el trabajo y el gemelo que había sobrevivido seguía en cuidados intensivos, así que la mujer debió de pillarme en casa por casualidad. Me pregunté si habría pasado por mi casa otras veces, si ya había sacado a pasear a los narcisos en dos o tres ocasiones.

—Bien —respondí.

Porque eso es lo que se dice, ¿no? Me imagino que tú también lo habrás dicho con la espalda recta, los hombros hacia atrás y el mentón erguido para disimular el hecho de que por dentro estás desapareciendo. O eso te gustaría. Inclinas la cabeza imitando su gesto.

—Lo dudo —dijo la mujer de los narcisos—. ¿Puedo pasar?

La dejé pasar de mala gana. No conocía a la mujer, pero eso no era tan raro. En aquellas semanas abundaban los invitados no deseados: médicos, directores de funeraria o miembros de grupos de apoyo en el duelo. Una vez acudió un párroco que me enviaron a petición de un amigo de la familia que residía en otra ciudad. No pedí ver a ninguna de esas personas. No quería verlas. Ninguno de nosotros quiere, pero el duelo los trae a todos a nuestro hogar.

En aquel entonces vivíamos en una casa alta y estrecha. Tenía un pequeño jardín vallado en la parte delantera. El gato se echaba la siesta allí, en un macizo de flores, y la cancela daba golpes con el viento cuando el cartero se la dejaba abierta. Yo era sargento de policía en la comisaría del barrio, y mi trayecto al trabajo era de un extremo a otro de la calle principal mientras me prendía la aguja de la corbata y me terminaba la tostada del desayuno. Llevaba mucho tiempo sin ir a trabajar y la idea de volver ni siquiera cruzaba aún mi pensamiento.

—Siento mucho que su hijo muriera —me dijo la mujer mientras nos sentábamos.

Puede que le ofreciera una taza de té. Es posible que aceptara. Yo miraba los narcisos y las minúsculas moscas de la fruta que corrían por los pétalos, pero al oír esas palabras levanté la vista.

Quienquiera que fuera esa mujer, también había perdido a alguien.

Es algo que se nota, ¿verdad? A veces se percibe en el talante, en una sonrisa directa que no flaquea como hacen tantas miradas bienintencionadas, como si les doliera presenciar nuestro dolor. Pero ante todo es la manera de hablar. Con claridad, sin eufemismos. Una manera directa. Casi categórica. Eso es lo que ha pasado. Es horrible, pero es lo que hay. Algo inevitable. Alguien ha muerto.

—¿Cómo se llamaba? —me preguntó.

Creo que esa es la pregunta más importante que le puedes hacer a una persona en duelo, y sin embargo puedo contar con los dedos de una mano las veces que me la han formulado. En vez de eso preguntan: «¿Cómo murió?», como si la causa fuera más importante que la vida que había terminado.

Mi hijo se llamaba Alex. Escogimos Alexander, sabiendo que era un nombre demasiado grande para un niño tan pequeño. Cuando nació, puse el meñique en su manita doblada e imaginé al hombre en el que se convertiría algún día.

La pena consiste ante todo en ausencia, ¿verdad? No solo en la ausencia de la persona que amamos, sino en la pérdida de recuerdos que aún no se han creado. De oportunidades perdidas. El padre que no acompañará a su hija por el pasillo nupcial, la abuela que no llegará a acunar a su primer nieto. Alex, que nunca llegó a crecer para usar su nombre completo.

Ojalá recordara el nombre de la mujer de los narcisos. Ojalá recordara el nombre del hijo que perdió. Se quedó alrededor de una hora, y todo el tiempo me aferré a los narcisos que me había traído y me quedé mirando aquellas pequeñas moscas. Me trajo narcisos de su jardín, supongo. Se tomó la molestia de elegirlos, envolverlos en papel húmedo y llevarlos a la puerta de una extraña que no pudo mirarla a los ojos. Sigue siendo uno de los gestos más amables que la gente ha tenido conmigo.

—Le prometo que este dolor no durará siempre —me dijo la mujer.

Al principio, su pena había sido insoportable, me confesó. Pensó que moriría de dolor. Era incapaz de hablar, de moverse, de hacer nada. Me habló de su hijo y de cómo había muerto muchos años atrás. Oía su voz, desapasionada y tranquila, y por nada del mundo le habría dicho lo que tenía en la cabeza mientras la escuchaba.

Pero te lo voy a decir a ti.

Pensaba: «Es imposible que le amaras de verdad».

No me siento orgullosa de haber pensado eso, pero el duelo no consiste únicamente en paseos melancólicos por los cementerios ni en llorar con voz queda en la mesa de la cocina. La pena no es romántica; es dolorosa y fea, y a menudo tan rebosante de ira y amargura como de amor. A menos que alguien te confiese los pensamientos horribles que se le han pasado por la cabeza, creerás que eres la única persona en pensar así, y el duelo ya es bastante solitario en sí mismo. Hay un principio que subyace a cada una de las promesas de este libro: prometo ser sincera contigo.

Si la mujer de los narcisos hubiera querido realmente a su hijo, razoné, no podría hablar de él con tanta tranquilidad. «Mírate —pensaba—, bien vestida, con un empleo, una familia, una vida. Yo nunca volveré a ser así. Mi hijo ha muerto y jamás lo superaré».

—Su pérdida es muy reciente —dijo la mujer—. Pero le prometo que poco a poco será más fácil.

Después me quedé en la cocina y lloré hasta que me quedé sin respiración. Quería poner los narcisos en agua, pero la idea de buscar un jarrón me superaba, así que los dejé mustiarse en el escurreplatos. Me daba igual. No quería narcisos. Seguramente nunca más querría narcisos, decidí.

Nada sería «más fácil».

El dolor que hubiera padecido mi inesperada visitante no era nada comparado con el mío. Mi pena era real. Era pura y tormentosa, e iba a destruirme. Dentro de unos años no hablaría de mi hijo con tono comedido, no me presentaría en casa de una extraña con narcisos y consuelo, porque seguiría destrozada.

Mi dolor era distinto.

*

Corre el mes de febrero mientras escribo esto. En teoría todavía estamos en invierno, pero la primavera asoma adondequiera que mire, y la escarcha de la mañana da paso a cielos azules con la suficiente frecuencia como para insinuar que vendrán tiempos mejores. Nuestra nueva casa tiene jardín —un terreno alargado con césped y flores que se extiende hacia los prados— y entre la hierba, debajo de los árboles, hay decenas de narcisos esperando florecer. Cada otoño planto muchos más y los entierro debajo del césped pelado como si fueran un tesoro. Pensar en ellos me da ánimos a lo largo del invierno. No los veo, pero sé que están ahí: promesas de primavera que soportan los días oscuros hasta que les llegue el momento.

En el supermercado hay cubos con ramos de narcisos junto a las cajas registradoras, sujetos con gomas, con las flores todavía cerradas. Cuestan una libra cada ramo. ¡Una libra! ¿Dónde más puedes encontrar esperanza al precio de una libra? Me llevo un ramo cada semana, goteando agua sobre mi compra. Las flores se abren dos días más tarde, alegres y sonrientes, y cada vez que las veo pienso en mi niño.

Prefiero dejar los narcisos del jardín en su mata, pues me parece injusto arrancarlos cuando se han esforzado tanto en brotar desde el interior de la tierra. Pero a veces corto unas cuantas flores para ponerlas en un jarrón.

—¿Qué es ese olor tan raro? —pregunta el adolescente que merodea por mi despacho. El mismo adolescente que hace tantos años estaba en cuidados intensivos. El mismo adolescente que perdió a su hermano gemelo el día que yo perdí a mi hijo.

—Es primavera —le digo, pero ya se ha marchado en busca de algo más interesante que su madre y un jarrón con flores torcidas. Mis dedos se detienen sobre el teclado. He perdido el hilo. Un insecto minúsculo sale de la trompeta del narciso antes de echar a andar por los bordes ondulados como montañas en miniatura que escalar.

«Poco a poco será más fácil», me dijo la mujer. No mejor, pero sí más fácil.

Y lo es.

Dos

Te prometo que no siempre pasarás
las noches en vela, llorando en la cama
hasta que no puedas respirar

Cuando la enfermedad de Alex alcanzó proporciones críticas, catastróficas, nos obligaron a salir de la habitación y nos llevaron a una zona que se conoce como la «sala de la calma». Estaba al final de un pasillo, y mientras seguíamos al especialista me sentía como Alicia después de caer por la madriguera del conejo. Había ido a parar a un mundo que no era el mío. El pasillo era largo y yo ansiaba que se alargara aún más, porque no quería llegar al final. Pero ahí estábamos. Las discapacidades de mi hijo serían generalizadas, nos dijo el especialista. Era posible que nunca llegara a respirar por sí mismo. Y aunque lo hiciera, no podría caminar, hablar ni tragar. Ni siquiera era seguro que llegara a ser consciente de su entorno.

Cómo odié esa habitación impregnada de ecos de malas noticias, de las lágrimas de incontables padres y madres que temían el futuro y lloraban por el pasado. Rompí a llorar tan pronto como el médico empezó a hablar y pensé que nunca podría parar.

—Ha llegado el momento de tomar una decisión —nos dijeron.

Alguien me acercó una caja de pañuelos y me quedé mirándola mientras mis lágrimas seguían cayendo, gordas y feas. Vi las rodillas de mis vaqueros oscurecerse por el agua salada. A lo largo de cinco semanas, los médicos habían tomado todas las decisiones. Nosotros habíamos asentido con impotencia mientras le administraban y le retiraban a mi hijo medicamentos y fluidos. Habíamos visto a las enfermeras silenciar una alarma subiendo el nivel de oxígeno. Y ahora, en el momento más crítico de todos, ¿nos dejaban la decisión a nosotros?

Ya sabes el camino que escogimos. De no ser así, este libro sería distinto.

Hubo un bautismo. Lo administró el capellán del hospital, embutido entre cunas de metacrilato; llevaba el agua bendita en una botella. Alex vestía un faldón blanco que nos prestó el hospital. Me pregunté cuántos niños más lo habían llevado, cuánto tiempo habían sobrevivido tras eso.

En el coche, volviendo a casa del hospital, no podía parar de llorar. Mi hijo no estaba muerto, pero al día siguiente lo estaría. Veinticuatro horas nunca han sido tan largas ni han pasado tan rápido.

Puede que hayas sufrido una pérdida repentina o que, como a mí, te avisaran con antelación de lo inevitable. Un diagnóstico terminal, un periodo de enfermedad. Una decisión imposible. Ese duelo previo no es menos doloroso que el posterior y, en muchos sentidos, es más difícil de sobrellevar. Quizá sientas la necesidad de «poner buena cara» delante de la persona que se aproxima a la muerte o aguantes estoicamente para poder ocuparte de todos los asuntos prácticos que recaen sobre un cuidador. Por concluyente que sea la situación, siempre nos aferramos a la esperanza de que algo cambie —una segunda opinión, un nuevo medicamento, un milagro—, y esa fe ciega puede ser agotadora en sí misma.

Según nos acercábamos a nuestra casa, mi marido redujo la marcha. Había una cierva en la carretera, al borde de la finca del palacio de Blenheim. Estaba demasiado malherida para poder sobrevivir, pero se aferraba a la vida con todas sus fuerzas: agitaba las piernas y jadeaba intentando respirar. Alejarnos nos parecía imposible; poner fin a su sufrimiento también. Salimos del coche y nos sentamos con ella a la luz de la luna, esperando hasta que se quedó quieta y callada. Inspirábamos temblorosas bocanadas de aire frío, incapaces de ponerle palabras a la pesadilla en la que estábamos inmersos y preparándonos para lo que se avecinaba.

Al día siguiente apagaron el equipo de soporte vital de Alex. Lo llevaron a la sala de la calma, donde los pañuelos seguían intactos. Me invadió un súbito e improcedente ataque de rabia al descubrir que ningún otro padre o madre había recibido una noticia tan terrible en las últimas veinticuatro horas. El médico dejó a Alex con nosotros y por primera —y última— vez nos quedamos los tres solos.

Fuera sonaba el timbre de un teléfono. Oía a las enfermeras, que seguían con su rutina. Alguien se reía. Mi mundo había dejado de girar.

Después no queríamos volver a casa. Me parece que nos daba miedo estar solos, y de repente nos sentíamos más hijos que padres. Fuimos en coche a la casa de mis padres, y cuando los faros iluminaron el camino de entrada, la puerta principal se abrió y mi madre se quedó allí de pie, lívida. Recordé haber estado de pie en esa misma puerta veinte años atrás, el día que murió mi abuelo. Estaba aturdida del modo que se aturden los jóvenes cuando ven llorar a los adultos: cuando comprenden que los mayores también tienen sentimientos. Mi padre parecía enfadado, y no fue hasta mucho más tarde, cuando yo misma fui también adulta, que entendí con qué facilidad se entremezclan la ira y la tristeza.

«Os voy a necesitar más que nunca», dijo aquel día mi abuela mientras estábamos plantados en aquella puerta abierta. Era muy menuda; frágil y pequeña como un pajarito. Recuerdo que me pregunté cómo era posible que alguien envejeciera tanto en un solo día. Ahora lo entendía. Cuando mi marido y yo nos encaminamos a la casa, me desplomé bajo el peso de mi dolor.

Mi madre me tendió sus brazos.

—Oh, mi niña.

Ella intentaba no llorar, pero ante mis lágrimas desconsoladas no pudo seguir conteniendo las suyas.

*

El dolor de las personas que te quieren es doble. Se les rompe el corazón una vez por la muerte del nieto, de la amiga, del hermano; y se les rompe por segunda vez al presenciar tu sufrimiento.

Durante aquellos primeros días tenía la sensación de que no hacía nada más que llorar. Aunque «llorar» era una palabra demasiado pasiva para lo que estaba experimentando. Los sollozos nacían en algún lugar muy profundo de mi ser; eran como terremotos que se abrían paso a la superficie con lágrimas que caían como lava, me quemaban la piel y nunca parecían agotarse. Me dolía el estómago, tenía la garganta irritada y la cara enrojecida, pero seguía llorando.

Mi marido también lloraba. No me corresponde a mí hablar de su dolor, pero creo que me permitirá cometer un pequeño desliz solo por esta vez. No creo que el duelo de los hombres sea distinto al de las mujeres. Sin embargo, a pesar de lo mucho que hemos avanzado en igualdad en las últimas décadas, aún esperamos que los hombres sean más fuertes que las mujeres. Es un prejuicio peligroso y dañino que obstaculiza la recuperación en lugar de contribuir a ella.

—¿Cómo está? —oí preguntar una noche, con voz queda, en la puerta principal.

Era una vecina que había pasado a traer una lasaña para que la congeláramos. Debía de estar esperando a que llegara nuestro coche, pues apenas nos habíamos quitado los abrigos después de diez horas en el hospital. Yo estaba de pie en la cocina con un trapo en las manos sin saber qué hacer con él. No me acerqué a la puerta. Agradecía esos gestos amables —los necesitaba—, pero a menudo, en aquel entonces, era incapaz de afrontarlos. En vez de eso miré la capa de grasa en los fogones intactos. Desdoblé el trapo de cocina y luego lo doblé de otra forma.

—Ahí vamos —oí decir a mi marido. Me pregunté dónde estaba ese «ahí». Me sentía incapaz de visualizar el final de lo que estábamos viviendo, el final del agotamiento que nos provocaba el llanto constante, la falta de sueño.

—Si necesitáis algo, ya sabéis dónde encontrarnos. Y cuida de ella, ¿eh?

«Cuida de ella».

Nadie me dijo nunca en aquellos momentos que cuidara de mi marido. Intenté imaginar cómo sería estar sometido a esa presión: tambalearte bajo el peso de tu propio dolor y tener que cargar con la responsabilidad de la pena de otro. Cómo sería guardar silencio sobre tu propia recuperación, porque casi nadie te preguntaba por ella. Poco a poco estamos superando esa máxima de que «los chicos no lloran» —me parece—, pero su legado sigue ahí. Si valoramos la salud mental, tenemos que superar las expectativas de género y conceder a los hombres la misma libertad que tienen las mujeres para llorar una pérdida.

No es casual que algunas personas elijan conscientemente películas lacrimógenas o que a veces digamos que «me parece que solo necesito llorar». Llorar es bueno. Las lágrimas emocionales liberan sustancias químicas (oxitocina y opioides endógenos) que reducen el estrés y el dolor. La oxitocina es la misma «hormona de la felicidad» que liberamos durante el parto, la lactancia, los masajes, el contacto social y la intimidad sexual. Es un sistema que tiene el cuerpo para que nos sintamos mejor.

Durante las semanas posteriores a la muerte de Alex, no me sentía inundada de hormonas de la felicidad. Pasaba bruscamente de un acceso de llanto al siguiente y llenaba los intermedios con lágrimas silenciosas. Como no tenía tiempo para recuperarme entre un ataque de llanto y el otro, siempre tenía la mente embotada y los lamentos me provocaban dolor de cabeza. Llorar me sentaba bien, pero no era consciente.

Ahora es distinto.

Este libro me ha hecho llorar. Era inevitable y,

como sabía que iba a pasar, he sido cuidadosa al escoger cuándo y dónde lo escribía. Cuando escribo una novela, a menudo me llevo el portátil a una cafetería o a un bar para dejarme inspirar por el entorno. Con este libro no. Con este libro me he encerrado en mi despacho y he tenido en cuenta la hora para tener tiempo de recuperarme. Hoy día las lágrimas me avisan de su llegada. Noto una presión cada vez más fuerte en el pecho, como agua que empuja una presa, como una marea que sube. Noto su presión en la garganta, un nudo prieto que no puedo deshacer.

Pero ahora tengo algo que no tenía antes. Tengo elección.

Puedo llorar y experimentar el consiguiente desahogo, o puedo negarme. Levantarme del escritorio y salir a dar un paseo. Abrir las cortinas, ducharme, ponerme a escribir otra cosa. Despacio, el nudo de la garganta se suaviza y la presión del pecho va cediendo.

En los primeros estadios del duelo, no podemos alejarnos. El llanto se aferra a nosotros, forma parte de nosotros.

Tal vez tengas la sensación —mientras intentas llegar al final de otra noche desesperada, mientras caminas por una alfombra llena de pañuelos usados— de que la vida siempre será así. Puede que llores hasta desmayarte, hasta no poder respirar, porque tienes la nariz tapada y sientes que la cabeza te va a estallar. Puede que tengas los ojos cerrados de tan hinchados y que pienses que nunca te vas a librar de las lágrimas.

Pero todo eso terminará, te lo prometo.

Cuatro años después de que Alex muriera, mi padre también nos dejó.

«Todo irá bien —pensé—. Ya sé lo que es el duelo, sé lo que tengo que hacer».

Nada fue bien.

Pasar un duelo no es como comprarse un coche o cambiar de trabajo. No se vuelve más llevadero cuanto más lo experimentamos. La aflicción es distinta en cada ocasión y, cuando una pérdida se suma a la anterior, tal vez tengamos la sensación de que estamos reviviendo cada una de esas pérdidas.

Estaba haciendo un curso de formación policial cuando mi madre llamó y el teléfono vibró en el bolsillo de mi uniforme. Antes de contestar ya sabía lo que me iba a decir.

—Nos ha dejado.

Quizá fuera el uniforme lo que me ayudó a recoger mis cosas sin perder la compostura, hablar en voz baja con el profesor del curso y dirigirme en coche a los cuidados paliativos del hospital Stoke Mandeville. Me sentía completamente desconectada, concentrada en los aspectos prácticos: buscar la habitación, atender a mi madre. Me mantenía entera, de igual manera que lo hacía cuando afrontaba una crisis en el trabajo: con objetividad y estoicismo. Nada que ver con mi primera reacción a la muerte de Alex.

Entré en la habitación y encontré a mi madre llorando junto a la cama. A su lado, unas puertas acristaladas daban a un patio ajardinado, tranquilo y hermoso, donde los sauces ornamentales tamizaban la luz del sol. De súbito me acordé del día en que Alex falleció, de mi madre en la puerta de mi hogar de la infancia, y tuve la sensación de que el mundo estaba torcido. Noté ese nudo en la garganta que tan bien conocía —la presión en el pecho— y quise llorar, pero las lágrimas no acudieron.

Y no acudieron durante semanas. Tampoco lo hicieron después, cuando llegaron mis hermanas; ni en el funeral, cuando me levanté sobre unas piernas temblorosas para leer la elegía de un hombre al que adoraba.

Creía conocer el duelo. El duelo era un dolor físico, un llanto incontrolable y desear morirte. No entendía por qué mis sensaciones eran tan distintas cuando mi amor era igual de grande. Yo no reconocía esa pena. Era adormecedora y cubría mis sentidos hasta que no experimentaba nada, hasta que me sentía como si flotara. Era grave y pesada, callada y opresiva.

No hay una manera correcta de llorar la muerte de un ser querido.

Es posible que te asalte un llanto incontrolable o que no llores nada en absoluto. Tal vez te sientas anestesiado o tengas los sentidos tan aguzados que te duela abrir los ojos. A medida que pase el tiempo, los extremos de esa pena temprana se transformarán en algo más moderado, algo que te permitirá seguir funcionando.

Pasados unos meses ayudé a mi madre a sacar la ropa de mi padre del dormitorio. Me acerqué a la cara un jersey Aran que mi padre llevó toda mi infancia, su áspera lana me resultaba tranquilizadoramente familiar contra la mejilla. Sujeté entre las manos una americana y noté el peso de la calderilla en esos bolsillos cedidos de tan usados. Cerré los ojos e imaginé la chaqueta todavía cálida después del uso, como si mi padre acabara de dejarla con descuido en el respaldo de una silla de la cocina.

Y lloré.

Es Nochevieja. Todo mi círculo familiar está tomando mi casa por asalto. Llegan con pocos minutos de diferencia en una fila de coches que se apretuja en el camino de entrada. Hemos improvisado camas en todas las habitaciones para primos y tías, hermanas y abuelos. Alguien ha encendido la chimenea, aunque la casa ya está caliente, y el vestíbulo está inundado del aroma a naranja y canela de una vela. Hay champán en el frigorífico, listo para los brindis de esta noche.

«Por los que ya no están».

Nos acordamos más de ellos en ciertos momentos del año, ¿verdad? En Navidad y en Año Nuevo quizá, cuando la familia se reúne; o en verano, cuando vamos de acampada o viajamos al extranjero. Es duro. Y lo seguirá siendo durante un tiempo.

—¡Ha llegado la abuela! —grita uno de mis tres hijos adolescentes asomado a una ventana de la primera planta, y luego baja la escalera a toda velocidad. Me encamino a la puerta y pienso, como tantas otras veces, qué raro es este cambio de niña a adulta. A menudo tengo la sensación de estar jugando a las casitas: una niña con un delantal enorme que sirve zumo de naranja en una tetera de juguete.

Pero estoy más cerca de los cincuenta que de los

cuarenta. Tengo una casa de verdad, un juego de té de verdad. Mis hijos son prácticamente adultos. Qué lejos hemos llegado. Mi madre empieza a hablar antes de entrar siquiera y yo la abrazo mientras una docena de conversaciones estallan alrededor. Alguien abre una botella de champán —¡ya es medianoche en alguna parte!— y todo es anarquía y ruido, exactamente como nos gusta.

Mi madre se acurruca sobre mí, mirando a tíos, hermanas y primos. Observando las risas, las conversaciones y la entrega tardía de regalos. Está viendo, al igual que yo, a las personas ausentes en la escena.

—A papá le habría encantado estar aquí —me dice.

Le brillan los ojos, y puede que a mí me brillen también, pero nada más. Si antes las lágrimas caían sin freno, hoy podemos elegir. Y elegimos participar de la felicidad que nos rodea.

Algún día tú también podrás elegir.

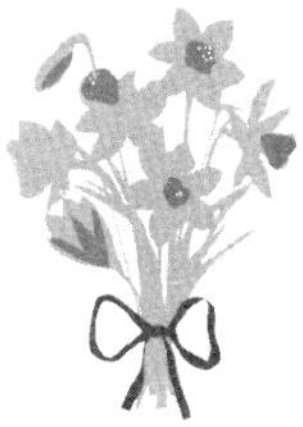

Tres

Te prometo que las olas de dolor
que te embisten no te ahogarán

Nunca fui una buena nadadora. Entraba en pánico si por casualidad hundía la cabeza en el agua, y buscaba los bordes de la piscina respirando como si me estuviera ahogando. Debí de hacerlo cuando era una niña, para conseguir el consabido diploma de los veinticinco metros que acreditaba que sabía nadar, pero solo recuerdo la bolsa de patatas fritas con la que me sobornaban al salir del cursillo y la promesa de que, tan pronto como aprobara, las clases terminarían.

Una vez, cuando mis hijos eran pequeños, los llevamos al mar. La playa era más de piedras que de guijarros, y sus bordes afilados nos arañaban la planta de los pies cuando corríamos hacia la orilla. Las familias chapoteaban en la zona poco profunda y, más allá, los surfistas se deslizaban con una facilidad envidiable. De vez en cuando, las olas los derribaban y la tabla giraba vacía en el agua. Yo contenía el aliento hasta que reaparecían sonriendo y retirándose la sal de los ojos antes de volver a remar hacia dentro.

Mi marido sujetó a un niño con cada brazo y se metió en el agua, y me dejó a mí con las dos manos libres para la número tres.

—¡Estoy nadando! —dijo mi hija con esa seguridad que parece exclusiva de los niños de tres años, mientras yo la sostenía en horizontal sobre el agua y ella remaba con los brazos y pataleaba—. ¡Estoy nadando!

El sol estaba en lo alto del cielo y me alegré de haberme acordado de llevar las gorras de los niños y mis gafas de sol. Busqué con la mirada al resto de la familia, preocupada al ver lo lejos que estaban. Mi marido había llevado a los niños a una zona demasiado honda —algo que no me hizo gracia— y yo chapoteé hacia ellos para pedirle que los acercara a la orilla, todavía con mi pececillo «nadando» a mi lado. De repente, las piedras se desplazaron y perdí pie al mismo tiempo que una ola me embestía de lado. Me hundí, empujé con los brazos a mi pececillo arriba, arriba, arriba, y tragué agua cuando abrí la boca para respirar. Un borrón de formas y colores. Un silencio sobrecogedor. El pinchazo de mil piedrecillas en las piernas, como cuando te caes de la bici en un camino de grava.

Entonces hice pie. Fueron dos segundos, puede que tres. No me había pasado nada. Una niña remojada que ya se había recuperado de la impresión y gritaba: «¡Otra vez, otra vez!». Una madre empapada: el corazón disparado, los ojos irritados, arcadas por la sal.

—¿Todo bien?

Mi marido se reía mientras corría a ayudarme y pescaba las gafas de sol arrastradas por una ola. Ahora los niños también se reían —«¡mami, qué divertido!»—, porque la escena debió de ser cómica vista desde fuera. Dos segundos, puede que tres. No había pasado nada. Pero yo todavía tenía el corazón acelerado, porque en un instante había pasado de estar bien a sentir que me ahogaba. Así me sentí, como si me estuviera ahogando.

Me ahogué con frecuencia durante aquellos primeros meses después de la muerte de Alex.

Conforme aquel primer año sin mi hijo avanzaba del invierno al verano, me mantenía ocupada con tareas prácticas que dejaban poco espacio para pensar en lo que podría haber sido. Cuanto más pequeños son los niños, más rápido parecen crecer, y el hermano gemelo de Alex, aunque todavía era minúsculo, iba alcanzando poco a poco a los niños de su edad. Un día estaba en su cuarto separando las prendas de ropa que se le habían quedado pequeñas. Fui dejándolas a un lado para que algún otro niño pudiera usarlas.

Me resultaba difícil estar en esa habitación. Alex nunca llegó a ocuparla, pero era su habitación tanto como la de su hermano. La decoré justo después de la ecografía de las veinte semanas. A esas alturas estaba ya lo bastante tranquila como para tirar los recibos de la alfombra de juegos y de los móviles de las cunas, y para lavar las sábanas de las dos cunitas que habíamos encajado en ángulo recto en el minúsculo espacio. Pinté las paredes de amarillo cítrico. Era domingo por la tarde, Elaine Paige sonaba en la radio y mi marido estaba abajo preparando un asado. Nunca había sido más feliz.

Pegué una cenefa de papel pintado a lo largo de la habitación, justo por encima de las cunas. Era un alfabeto de animales, de la A a la Z. Me imaginaba a los bebés agarrándose a los barrotes para ver el gorila y la llama. Me los imaginaba recitando el alfabeto mientras los vestía. «A de Abeja, B de Ballena».

Ahora me resultaba muy duro ver la única cuna, atisbar el espacio en la puerta en el que unas letras de madera escribían el segundo nombre. La mayor parte del tiempo me dolía recordar lo feliz que fui un día en esa habitación, cuando sentía —a pesar del milagro viviente que agitaba las piernecitas delante de mí— que nunca volvería a ser realmente feliz.

—La abuela te regaló este —le dije mientras sacaba un pelele pequeñísimo del cajón. A continuación extraje un jersey y lo sostuve contra su cuerpo para comprobar la talla. Podría llevarlo otro par de semanas, concluí. Seguí rebuscando en el cajón, metiendo la mano hasta el fondo, donde había prendas (¡qué vergüenza!) aún con la etiqueta puesta, sin estrenar, y ahora demasiado pequeñas. Saqué una bolsa de plástico y me quedé sin aliento.

La bolsa contenía dos rebecas de lana azul pastel, cada una con tres botones nacarados. De repente estaba llorando y estrujando la bolsa con tanta fuerza que los cierres se me clavaban en las palmas. El suelo se movía bajo mis pies y una ola rompió sobre mi cabeza. Me estaba ahogando.

La ropa a menudo es un detonante, ¿verdad? Nos acordamos del día que vistieron la prenda por última vez, del olor, de la sensación de abrazar a la persona que la llevaba puesta. La asociamos con acontecimientos, con lugares y con personas. La madre de una amiga del colegio me tejió las rebecas. No era ninguna molestia, me dijo, le gustaba tejer. Azules, claro, porque eran chicos, e idénticas porque eran gemelos. Las guardó en una bolsa de bocadillo y me las tendió con un abrazo incómodo a causa de mi abultada barriga.

—He usado un patrón para tres meses —me dijo—. Te regalarán un montón de ropa de recién nacido y querrás tener algo que ponerles más adelante.

El recuerdo me empujó hacia delante como si hubiera recibido un puñetazo en la barriga y me acurruqué sobre las rebecas. A mi lado, mi hijo pataleaba feliz y yo aparté la cara para que no viera mis lágrimas.

La sociedad trata con frivolidad la palabra «detonante», como si volver a sumergirte en los peores momentos de tu vida fuera algo nimio. Pero es la palabra adecuada, pienso. Detonante. Es una detonación, como recibir un disparo. Un restallido instantáneo y horrible que te empuja de estar bien a hundirte. Una ola repentina que te arrastra bajo la superficie.

Mis detonantes, en diferentes momentos, han sido los bebés, los gemelos, los hospitales, las rebecas tejidas, el pitido repetitivo de un monitor de hospital (y, una vez, un camión al dar marcha atrás, que me recordó tanto a ese pitido que por poco me atropella). Quizá tus recordatorios sean menos tangibles: una estación, un color, un aroma, un tema musical.

Algunos detonantes son más predecibles que otros. Advertimos enseguida que el hielo es fino: sabemos que si nos adentramos demasiado, se romperá. Estamos sobre aviso. Otras veces, sin embargo, nos pillan desprevenidos y ni siquiera entendemos lo que estamos presenciando.

Dos años después de que muriera Alex, me disponía a coger el tren a Londres. Estaba en la cafetería de la estación, decidiendo qué pedir para comer, cuando de repente me entraron escalofríos, como si estuviera incubando un virus.

Fue el pastel.

Me habría reído si los temblores no hubieran sido tan fuertes. Qué absurdo que una porción de pastel me dejara helada. Era un tipo concreto de tarta envasada que vendían en la cantina del hospital y por la que yo había desarrollado una adicción malsana durante los meses en cuidados intensivos.

Esos momentos peliagudos no pueden evitarse; a

menos que nos escondamos el resto de nuestra vida (y a veces nos parece lo más deseable, ya lo sé). Yo intento recordar que el conocimiento es poder. Cada vez que nos topamos con un nuevo detonante, nos estamos empoderando para cuando aparezca en el futuro. Conocer nuestros detonantes implica que podemos evitarlos o, si no fuera posible, prepararnos para ellos. No di un respingo cuando volví a ver una porción de pastel de fruta, porque mi cerebro ya estaba preparado para el impacto y seguirá preparándose hasta que ya no tenga que hacerlo.

Ocho años después de la muerte de Alex, una mujer se me acercó en el mercadillo del sábado. Varios años atrás, su marido y ella habían comprado nuestra casa —la del cuarto amarillo— y, como seguíamos viviendo en la ciudad, nos veíamos de vez en cuando. Los vendedores pesaban manzanas y hablaban a gritos de un puesto a otro. La camioneta del florista rebosaba flores por doquier. Yo había llevado conmigo a mis tres hijos, que me estaban ayudando a repartir panfletos del festival literario.

—¿Qué tal la casa? —le pregunté como si hablara de un ser vivo.

Cuánto me gustaba aquella casa... Y qué imposible fue quedarse, al final. En aquella casa recibimos la llamada que iba a cambiar nuestras vidas, que nos hizo salir corriendo a buscar el coche para ir al hospital. Una buena parte de nuestras vidas había transcurrido entre aquellas cuatro paredes: cuánta felicidad, cuánto dolor.

—Nos encanta —me respondió. Sacó algo del bolso con aire dubitativo—. Yo... He vuelto a casa a buscar esto.

Le daba vueltas en las manos, sin decidirse a entregármelo. Uno de mis hijos me tiraba del abrigo a la vez que señalaba el puesto de fruta. La mujer seguía hablando.

—Convertimos la habitación del bebé en un despacho después de mudarnos y guardé esto. Pensé que era demasiado pronto para dártelo, pero hoy te he visto y me ha parecido que estabas tan bien, tan feliz, que he vuelto a buscarlo. Toma.

Era un trozo de papel pintado. Una cenefa amarilla con un tigre sonriente y una cebra cruzando la calle. Un gorila pelando un plátano. «A de Abeja, B de Ballena». Me quedé esperando a que la ola me hiciera perder pie, a tener la sensación de que me ahogaba. Pero no sucedió. En vez de eso, noté que una sonrisa tiraba de las comisuras de mis labios mientras recordaba aquel domingo por la tarde de hacía tantos años. Acaricié el papel doblado con cuidado.

—Gracias —le dije—. Significa mucho para mí.

Significaba más de lo que ella imaginaba.

Significaba que estaba mejor.

Como sucede en cualquier proceso de recuperación, hay recaídas, y aún ahora, después de tantos años, algunas olas pueden conmigo. En la primavera de 2020, el mundo estaba en plena pandemia, y sentí que volvía a perder pie. Las pantallas de televisión no paraban de mostrar unidades de cuidados intensivos, médicos agotados con sus uniformes hospitalarios y sus mascarillas. El bip bip bip de los aparatos de soporte vital. El mundo se unió en un duelo colectivo, y yo, con él, volví a sumergirme en el mío.

La gota que colmó el vaso, tan absurda como el pastel, fue el gel desinfectante. ¿Quién se lo iba a imaginar? Tantos meses aplicándomelo cada vez que entraba en cuidados intensivos, antes y después de tocar a los bebés. Los carteles encima de los grifos nos recordaban que nos lavásemos las manos.

«Y a pesar de tantas precauciones —pensé— cayó enfermo».

El gel desinfectante en plena pandemia es más difícil de evitar que una porción de pastel en la cafetería de la estación. Tenía que dejar de asociarlo con la muerte. Compraba marcas que no olieran como el gel de los hospitales, lo vertía en frascos que no recordaran a un producto médico. Me aplicaba grandes cantidades de crema con aroma de rosas. Rompí la asociación. Mejoré.

*

Es invierno y estoy nadando en un lago del norte de Gales, con árboles cubiertos de escarcha bordeando la orilla del agua. En verano, los adolescentes saltan desde el embarcadero y bucean para buscar monedas, pero en esta época del año reina la tranquilidad. Hace unos años, como no quería contagiar mi fobia a los niños mientras aprendían a nadar, practiqué hasta que conseguí meter la cabeza debajo del agua. Envalentonada, me apunté a un cursillo y aprendí a inclinar el cuerpo con suavidad a un lado y al otro, a deslizarme por el agua en lugar de empujarla. Empecé a nadar en aguas abiertas. Aprendí a observar los lagos, a mirar las nubes que bajaban de las montañas y a predecir cómo me sentiría en el agua.

Algunos días, el lago está tranquilo y solo mis brazadas alteran la superficie. Otras veces, un viento helado baja de las montañas y corta el agua en feroces ondulaciones. En esos casos nado erguida, como un caballito de mar, afrontando las embestidas con la cabeza alta. La espuma, el frío, los golpes de agua me provocan una sensación de euforia.

Hoy no he sabido juzgar el tiempo. He nadado hasta la primera boya (el año está demasiado avanzado como para nadar más lejos) en aguas cristalinas, frías como el hielo. Pero justo cuando encuentro el ritmo, cuando estoy volviendo a casa, el lago absorbe el viento y se abalanza contra mí. Un solo golpe de agua en la cara. Me sumerjo, pataleo una vez, dos veces para volver a la superficie. Escupo agua. «Todo va bien, todo va bien, todo irá bien», me digo mientras mi pulso vuelve a la normalidad.

Sigo nadando. En realidad, todo va bien. En ningún momento he estado en peligro. No con mi boya de natación, o con mis compañeros. Solo ha servido para recordarme que el tiempo puede cambiar en un abrir y cerrar de ojos, y que el lago es más grande —mucho más grande— que yo. Nada más.

En los años transcurridos desde que Alex murió he comprendido que los detonantes no van a desaparecer, pero podemos aprender a controlar cómo reaccionamos a ellos. No podemos detener las olas, pero podemos aprender a nadar mejor, volver antes a la superficie, recuperarnos con más rapidez. Podemos salir más fuertes.

Cuatro

Te prometo que encontrarás la manera de despedirte

Mi hijo está enterrado bajo un árbol en el cementerio de la iglesia que yo cruzaba en mi infancia para ir al colegio. Un sendero empedrado rodea la iglesia hasta el colegio de primaria que hay detrás, y el día del funeral de Alex me pareció que apenas habían pasado unos instantes desde que brincaba, corría y charlaba de camino a clase. En aquel entonces apenas prestaba atención a las lápidas. Estaban allí para calcar sus nombres, para jugar al escondite hasta que nos echaban.

Ahora veo los cementerios con otros ojos. Observo cada una de las lápidas, me detengo a leer las inscripciones, resto los años para calcular la edad de su ocupante. Me imagino cómo era, a quién dejó atrás. Las lápidas muy antiguas me producen una extraña sensación de consuelo: las que se inclinan precariamente, con las letras desgastadas y cubiertas de musgo. Emanan una sensación de permanencia, la seguridad de que la vida continuó entonces y ahora también continuará. Sé que, al igual que la tierra lleva mucho tiempo asentada, también se ha asentado el dolor de las personas que amaron a los difuntos y los perdieron. Los ocupantes de esas tumbas son nombres en un árbol genealógico: relatos apócrifos que se cuentan en las cenas familiares. «Te lo aseguro, tu tatarabuelo se comía un huevo crudo cada mañana...».

Las tumbas recientes carecen de esa capacidad de consuelo. La tierra está revuelta, la hierba todavía conserva las huellas de los dolientes. Una tumba nueva significa que alguien en algún lugar está sufriendo.

La lápida de Alex es pequeña y sencilla. Granito blanco con letras grabadas en oro: «Alexander Edward Mackintosh». Las lápidas no se pueden instalar de inmediato —el terreno tiene que estabilizarse o algo así— y durante las semanas de espera me sentía en el limbo. No podía estar tranquila sabiendo que mi hijo se encontraba en una tumba marcada únicamente con una estaca de plástico.

El hermano de una amiga, que murió cuando todos éramos demasiado jóvenes, le hace compañía a mi hijo.

Puede que eso te parezca una locura; yo habría pensado lo mismo en su día.

Ahora me consuela saber que Alex está rodeado de otros niños, que sus padres y hermanos quizá lo saluden, como hago yo al pasar por las tumbas de los más jóvenes.

Al principio se me antojaba insoportable visitar su tumba. La primera vez que lo hice fue al día siguiente de su funeral. Empecé a caminar más despacio según me iba acercando a la iglesia. Sabía que en ese lugar ya nunca sentiría lo mismo que cuando iba al colegio, o que cuando recorrí el pasillo nupcial. Aquel lugar de amor se había convertido en un entorno de tristeza.

Me quedé junto a la tumba, sintiéndome desconsolada y aturdida. ¿Qué debía hacer? En las películas, las personas aparecen de pie, en silencio, o de rodillas, llorando. Se dedican a hablar solos o pronuncian largas peroratas sobre las novedades de la familia. Yo intenté hablarle, pero me sentía cohibida y rara, como si hubiera cámaras grabándome. Habría rezado, pero la fe que creía tener en ese momento había desaparecido.

Cuando estaba a punto de marcharme, una mujer pasó con un ramo de flores de camino a otra tumba.

Temí que me hubiera visto llegar y que me mirara mal por marcharme tan pronto, cosa que no habría hecho, naturalmente. Dudo que se fijara en mí siquiera. Los que visitamos los cementerios estamos demasiado concentrados en nuestra propia misión para preocuparnos por lo que hacen los demás. De todos modos, me quedé un ratito más con los puños en los bolsillos para no arañar la tierra. Él estaba ahí, a pocos metros. No quise verlo en la funeraria —quería recordarle como era cuando estaba vivo en mis brazos—, y estando allí, ante su tumba, tenía la sensación de que solo con alargar los brazos mi hijo volvería a ser el mismo, todo volvería a ser como antes.

Salí trastabillando del cementerio y subí al coche. Tenía el corazón a flor de piel, como si se me fuera a romper, y solo podía pensar en mi niño allí solo, en mi bebé bajo tierra. Me alejé llorando. Todo estaba borroso a través del parabrisas.

De repente oí un crujido. Vi una cara enfadada en el coche con el que había chocado. El sonido de la sangre retumbando en mis oídos mientras buscaba a tientas la manilla de la puerta.

—¿No me ha visto? Estaba delante de... —La conductora se calló en seco—. ¿Se encuentra bien?

Negué con la cabeza. No podía hablar.

—¿Se ha hecho daño?

Volví a negar con la cabeza. Señalé el cementerio y me obligué a pronunciar unas palabras.

—Estaba... Mi hijo... Lo siento... Ha sido culpa mía. Lo siento mucho.

Le di mis datos y le prometí pagar los daños de su parachoques, pero nunca me llamó. Fue más amable de lo necesario, y nunca he vuelto a conducir estando tan alterada. El funeral fue una experiencia sanadora en muchos sentidos, pero no estaba preparada para su carácter definitivo. No podía quitarme de la cabeza el recuerdo de mi marido recorriendo el pasillo de la iglesia, llevando a nuestro hijo en un minúsculo ataúd blanco.

La funeraria estaba pegada a la casa de mis padres. Mi padre (que era patólogo y tenía un sentido del humor muy negro que hizo que me sintiera como en casa cuando entré en la policía) siempre bromeaba diciendo que, cuando muriera, podíamos lanzarlo por encima de la pared a una nave de tejado plano que albergaba cámaras frigoríficas industriales.

Pocos días después de la muerte de Alex organizamos su funeral. Guardo recuerdos sueltos de aquellos días, como pasa cuando te quedas dormida viendo una película y, al despertar, los personajes están en mitad de una conversación, en lugares a los que no los había visto llegar. Seguro que mis padres se ofrecieron a organizar el servicio, pero mi marido y yo debimos de mostrarnos inflexibles en la decisión de hacerlo nosotros mismos. Nos sentimos tan impotentes cuando estamos en pleno duelo, ¿verdad? Me di cuenta de que a mí me ayudaba hacer algo práctico, y hay pocas cosas más prácticas —e importantes— que decidir cuál es la mejor manera de despedirnos de un difunto.

Algo que recuerdo con absoluta claridad es el camino a la funeraria. Doblamos la esquina y llamamos a la puerta, y yo me volví a mirar las ventanas del dormitorio de la casa de mis padres. Recordé haber jugado a las gomas al otro lado del muro cuando tenía diez años. Si alguna vez pensaba en mis vecinos difuntos en aquella época, lo hacía presa de un horror exagerado. Nunca se me ocurrió pensar en los dolientes; ni una sola vez me los imaginé ocupando el lugar en el que estábamos ahora mi marido y yo, cargados con amor para toda una vida y sin saber dónde dejarlo.

—Por favor, entren.

El director de la funeraria tenía una voz solemne y me pregunté si era la suya habitual o si la usaba para el trabajo junto con el traje nuevo y la corbata. Intenté imaginarlo en su tiempo libre, hablando a voces y con un brillo travieso en los ojos, como mi padre. Pero no pude. Recordé las veces que había llamado a una puerta para anunciar una muerte como agente de policía y que cada una de esas visitas me había afectado profundamente. ¿Cómo lidiaba ese hombre con tanta devastación, hora tras hora?

—La mayoría de las personas en su situación —nos dijo cuando nos sentamos al otro lado de su bruñido escritorio, en una habitación que parecía más un salón que una oficina— optan por un servicio pequeño y discreto.

¿En nuestra situación?

Me quedé mirando el folleto con la colección de ataúdes, la caja con los pañuelos estratégicamente ubicada. Presioné los dedos de mi marido entre los míos, del mismo modo que había hecho al dar a luz unas semanas antes. ¿Era algo de lo que tenía que estar avergonzada? ¿Que nuestro bebé solo hubiera vivido cinco semanas? ¿Debíamos optar por un funeral pequeño por el hecho de ser un bebé? ¿Acaso su muerte no era importante? ¿O acaso no era de buen gusto un funeral más grande? Me invadió una ola de rabia contra el universo acicalado de ese hombre, con sus prejuicios y sus miramientos.

—Me parece —dijo mi marido con más diplomacia de la que me habría gustado— que tenemos mucha familia y amigos a los que les gustaría presentar sus respetos.

Y así fue. Vinieron abuelos, tías y tíos; padrinos y madrinas que nunca llegaron a ejercer su papel y mucho menos a brindar orientación. Vinieron amigas y amigos casi tan afectados como nosotros, sujetando a sus propios hijos con fuerza al comprender hasta qué punto es delgada la línea entre este lado y el otro. Necesitábamos estar juntos, cantar himnos con voces entrecortadas y saturadas de lágrimas.

Recuerdo imágenes sueltas del funeral, así como de los días siguientes. De mi marido llevando el ataúd de Alex. De mi cuñado, el único que tuvo fuerzas para hacer un panegírico de esa vida apenas vivida. Del viento, que tiraba del sombrero rosa que había escogido para desafiar la negrura que nos envolvía. Por encima de todo, recuerdo lo mucho que me consoló tener a tantos amigos y familiares con nosotros, caminando a nuestro lado y acompañándonos en el dolor.

Los funerales no son para los muertos, sino para los vivos. A menos que el difunto haya dejado instrucciones concretas, pienso de corazón que deberíamos celebrar una ceremonia que nos ofrezca lo que necesitamos. Un funeral sencillo o una ceremonia con carruajes tirados por caballos blancos emplumados. Que los invitados vistan de negro o de todos los colores del arcoíris. Cantar himnos religiosos, o góspel, o baladas de heavy metal. Abrazarnos, reír y llorar. Celebrar la vida al mismo tiempo que lloramos a nuestros difuntos.

No recuerdo si hubo velatorio. ¿Es raro? Guardo un recuerdo nítido de haber salido del cementerio —reticente a separarme de Alex, pero incapaz de soportarlo más tiempo—, pero todo lo que pasó después se ha borrado de mi mente. ¿Fuimos a casa de mis padres? ¿Nos quedamos en el salón bebiendo vino y sirviendo rollitos de salchicha? Me avergüenza no ser capaz de acordarme, pero el dolor hizo trizas esos días y semanas. Seguro que mi marido se acuerda, pero no se lo voy a preguntar. Este viaje es mío, no suyo, y estas lagunas forman parte del periplo tanto como todo aquello que sí recuerdo. Además, escribir esto —revivirlo— es doloroso y no soy capaz de hablar de ello también.

Lo sé: te he dicho que dejará de dolerte. Sin embargo, aquí estoy, tantos años después, llorando en mi escritorio al recordar aquel día horrible en que mi hijo fue depositado en la tierra, sabiendo que nada de lo que hiciera me lo iba a devolver.

Pero hay una diferencia: yo he elegido sentirme así. He elegido desandar mis pasos, abrir una caja que llevaba un tiempo cerrada y sacar el contenido. He elegido examinarlo, mostrarlo, analizarlo y hablar de él. Escribo esto porque pienso que ayuda saber que no estamos solos. Lo hago porque espero que a ti te ayude a saberlo también.

Según fueron pasando los años, a menudo llevaba a los hermanos de Alex conmigo cuando iba a visitar su tumba. Alex era parte de la familia —hablábamos de él de manera regular— y, en la práctica, rara vez estaba sola sin los niños. Me venía bien contar con la distracción que suponía cuidarlos y responder a las preguntas que solo un niño puede formular.

—¿Ahora es un esqueleto? —me preguntó uno de mis hijos.

Estábamos en otoño y la hierba que rodeaba las tumbas de los niños estaba cubierta de hojas secas. Pensé en el mechón de pelo que guardaba en la caja de recuerdos de Alex y tragué saliva con dificultad.

—Sí —dije—. Supongo que sí.

—En Halloween, Harry se disfrazó de esqueleto.

—Seguro que estaba guapísimo.

No pude evitarlo. Rompí a llorar. Me esforzaba al máximo por no llorar delante de los niños, pero a veces sucedía sin más. Me miraron con una mezcla de alarma y curiosidad.

—Pobre mami —dijo otro de mis hijos.

Un eco de mis propias palabras cuando alguno se caía: «Aúpa. Mamá te dará un besito y se te pasará». Les dediqué una sonrisa radiante y les tendí la pequeña regadera que habíamos llevado.

—¿Por qué no llenáis esto? Sabéis dónde está el grifo, ¿verdad?

Se marcharon correteando y yo respiré aliviada a la vez que pestañeaba para ahuyentar las lágrimas. Arranqué las malas hierbas que habían brotado alrededor de los pensamientos que mi madre había plantado y arreglé los bordes del macizo rectangular.

Los niños habían regresado.

—¡Un regalo para Alex!

Me incorporé.

—¿Habéis encontrado...?

Me callé de golpe y me quedé mirando los tres jerséis vueltos hacia arriba, tal como les había enseñado a hacer cuando recogíamos moras y no me había acordado de llevar una bolsa. Solo que ahora los jerséis estaban llenos de cachivaches: hadas y estrellas, animales de madera y molinillos.

—¿De dónde...? —Se me encendió la bombilla—. Ay, por Dios.

Volví la vista hacia las cuidadas tumbas infantiles que nos rodeaban, ahora privadas de esos adornos que alguien había escogido con cuidado. Solté algo a medio camino entre un gemido y una carcajada.

—A mamá ya se le ha pasado —declaró mi hijo mayor.

Me ofreció un angelito de porcelana, como si me hubiera arañado la rodilla y me hubiera ganado una piruleta por ser valiente y no llorar.

Intentamos recordar dónde iba cada objeto y devolvimos a su sitio lo que pudimos. Dejamos los demás objetos en fila en el límite del jardín de los niños, con una nota escrita en la hoja que arranqué de mi diario. Esperaba que la gente entendiera que mis hijos habían hecho lo que hacen los niños: recoger cosas que parecían juguetes para compartirlas con su hermano.

A mi padre lo incineramos en lugar de enterrarlo. No nos había dado instrucciones de lo que debíamos hacer con las cenizas, pero todas convinimos en que le gustaría que estuvieran en Dartmouth, donde había ido a pescar casi toda su vida y donde estaba atracado el barco que compartía con sus hermanos. De modo que, el verano siguiente, las cuatro chicas de mi padre estábamos sentadas en la popa del barco con una urna y una botella de champán.

—¿Cómo quieres que lo hagamos? —le pregunté a mi madre.

Hasta ese momento, las conversaciones se habían centrado en la cuestión logística de cómo reunirnos las cuatro en el mismo lugar a la misma hora y no en cómo esparcir las cenizas. Traté de imaginar qué habría querido mi padre.

Mi hermana mayor recitó una oración. Cada una de nosotras compartió un pequeño recuerdo: algo que echábamos de menos, algo que nos gustaba especialmente de él. Derramamos unas lágrimas. Había llegado el momento.

—¿Listas?

Mi hermana pequeña retiró la tapa y asomó la urna por encima de la borda. La luz del sol se reflejaba en el agua y contemplé a las gaviotas que planeaban en el cielo. Pensé que estábamos en el lugar perfecto. Soplaba una suave brisa, pero nos habíamos ubicado de espaldas al aire (había oído anécdotas tan cómicas como horribles de cenizas que caían en la cara de los afligidos dolientes). Me gustaba la idea de que mi padre volara por encima del agua: partículas flotando de acá para allá antes de posarse en el mar.

—Listas.

Volcó la urna y, en lugar del hermoso revoloteo de cenizas que había imaginado, oímos un triste ¡paf!

—¿Qué ha pasado?

Todas nos asomamos por la barandilla al mismo tiempo y la barca se inclinó peligrosamente a un lado.

—Uy.

No sabíamos que, dentro de la bonita urna, las cenizas de mi padre estaban guardadas en una bolsa de plástico sellada que ahora flotaba en la superficie del agua.

—¡Recogedlo!

—¡No podemos recogerlo!

—¡Hay que hacerlo! Eso contamina. Y es papá.

Correteamos frenéticas en busca de arpones y se oyó un «¡sujétame las piernas!» y un «¡no te caigas!», y por fin las cenizas empapadas de mi padre fueron a parar abruptamente a la cubierta. Se hizo un silencio y de súbito mi madre se echó a reír. Una a una, nos unimos a sus carcajadas, hasta que todas acabamos riendo como descosidas con lágrimas rodando por las mejillas. A mi padre le habría encantado.

A menudo nos animan a considerar el funeral o el momento de esparcir las cenizas como una ocasión para despedirnos, pero creo que el duelo nos ofrece distintas oportunidades de decir adiós. Muchos de nosotros queremos que nuestras vidas (nuestros hogares, nuestras rutinas) sean lo más parecidas posible a como eran antes. Nos ayuda a sentirnos conectados con la persona que hemos perdido. Cuando nos sentimos capaces de modificar algo —cambiar de sitio esa silla en la que él siempre se sentaba o cenar a una hora distinta a la que habríamos cenado con él—, estamos diciendo un pequeño adiós. Estamos avanzando. Con el tiempo quizá nos mudemos, volvamos a casarnos o tengamos más hijos; cada hito es un nuevo adiós.

No hay que tener prisa. Amigos bienintencionados podrían insinuarte que ha llegado la hora de que te desprendas de las pertenencias de tu ser querido, pero la hora llegará cuando a ti te parezca oportuno. Cuando te sientas listo para esa despedida en particular. Para mi suegra fue un gran consuelo saber que alguien volvería a llevar la ropa de su marido. En cambio, una amiga mía mantiene el dormitorio de su hija tal como estaba el día que murió, incluido el montón de ropa limpia en la cama lista para guardar. Varias veces, a lo largo de los primeros diez años que siguieron a la muerte de mi hijo, empaquetaba los minúsculos pijamas que llevó al nacer para donarlos a la unidad de cuidados intensivos neonatales. Las prendas de los bebés prematuros son caras y difíciles de encontrar, y sabía que los aceptarían agradecidos. En todas las ocasiones cambiaba de idea. Pasados dieciocho años, siguen en una bolsa en lo alto de mi armario; es un adiós para el que aún no estoy preparada.

*

Una comitiva nupcial sale de la iglesia. Me quedo al margen, sentada en un banco junto al estanque de los patos mientras la fotógrafa hace su trabajo. Pide al novio y a la novia que posen debajo del pórtico, en el mismo sitio donde mi marido y yo posamos hace veinte años.

Cuando se marchan y las estrechas calles que rodean la iglesia se quedan vacías de coches, voy a ver a Alex. Hace unos años cortaron el árbol que daba sombra a su tumba. Al principio me entristecí, pues me había acabado pareciendo una especie de guardián protector, pero ya estoy acostumbrada. Las cosas cambian.

Voy pertrechada con herramientas de jardinería y un limpiador de lápidas en una lúgubre botella. Me arrodillo sobre la chaqueta y me pongo manos a la obra. Llevo algunos meses sin venir, ya que ahora vivimos a casi doscientos kilómetros de distancia, así que los contornos de la tumba están desiguales y llenos de malas hierbas. Los aseo y rastrillo la tierra. Las tareas prácticas ocupan ahora el tiempo que paso con mi hijo. No le hablo, no le cuento las novedades, no lloro por lo que pudo ser. Me mantengo ocupada cepillando las letras doradas hasta que su nombre brilla.

Llegará un momento en que tendré que ceder el cuidado de esta pequeña parcela a mis hijos. Al hermano gemelo de Alex, cuyos dedos estuvieron un día entrelazados con los suyos, y a los hermanos pequeños que nunca conoció.

Algún día, dentro de muchos años, nadie vendrá al cementerio. Los hierbajos se apoderarán de esta porción de tierra y el granito blanco se oscurecerá según las estaciones vayan dejando su huella. Los bordes de la losa se redondearán y el liquen suavizará la superficie. Las letras grabadas ya no serán doradas.

Es posible que el colegio siga ahí y que los niños correteen por el camino empedrado y jueguen al escondite hasta que los regañen. Alguien les enseñará a superponer un papel en las piedras para luego rayar las letras con pinturas de cera hasta que aparezca un nombre por arte de magia: «Alexander Edward Mackintosh».

Y alguien como yo —la superviviente de un duelo, años después de su pérdida— experimentará consuelo al ver esa losa vieja e inclinada en ese jardín infantil. La verán alojada entre flores silvestres y hierba, y mirarán a los pájaros que picotean insectos en el espeso musgo que calienta la piedra. La vida continuó entonces y continuará ahora, y de igual manera que la tierra se asentó tiempo atrás, también lo hará el dolor de las personas que perdieron a un ser querido.

Nos dicen que los funerales y las ceremonias conmemorativas consuelan a los que se quedan, y si esa es tu experiencia, me alegro sinceramente por ti. Pero si el funeral de tu ser querido te trajo más dolor que consuelo, debes saber que hay más gente como tú. Si no pudiste despedirte como querías o como el difunto merecía, hay otras maneras de cerrar ese capítulo y seguir adelante. Decir adiós es algo más que celebrar un funeral o un velatorio. Es mudarte de la casa que compartisteis. Es el nacimiento de otro hijo. Es volver a casarse o reservar las vacaciones que siempre quisisteis hacer juntos. Es sacar su ropa del armario y llevarla al desván. Es recordar, todas y cada una de las veces, y luego volver a guardar ese recuerdo. Una despedida es algo más que un instante y tú encontrarás el momento adecuado, y la mejor manera, de decir tu adiós.

Cinco

Te prometo que encontrarás un motivo para seguir adelante

Tras la muerte de Alex, no quería ir a ninguna parte. Quería ovillarme en un rincón de una habitación vacía. Quería aullar y escuchar los ecos de mi dolor una y otra vez hasta que me ensordecieran.

Podría haber seguido así durante días. Durante semanas incluso. Es posible que si no hubiera tenido un motivo para seguir respirando, hubiera dejado de hacerlo. Me parecía un pequeño paso entre la muerte y la pesadilla en la que me hallaba.

Pero tenía un motivo.

Siempre hay un motivo.

Las enfermeras habían cambiado de habitación al gemelo superviviente para que no tuviéramos que ver el espacio donde había estado Alex. El viento me abofeteaba la cara mientras recorríamos el aparcamiento y el corazón repiqueteó una advertencia en mis costillas.

En el pasillo que llevaba a cuidados intensivos neonatales me detuve.

—No creo que pueda hacer esto.

Mi marido me apretó la mano.

—Tenemos que hacerlo.

Teníamos que hacerlo.

Teníamos otro hijo al otro lado de esa puerta, un niño cuyo estado seguía siendo crítico, cuyo futuro era incierto. Al otro lado de esa puerta estaba nuestro motivo.

Pegué los ojos al suelo mientras recorríamos el área neonatal. No quería ver el sitio donde nos habíamos despedido de Alex. El aire estaba impregnado del fuerte olor a productos de limpieza que siempre asociaré con el dolor. El personal del mostrador nos recibió con sonrisas compasivas.

—Lo siento muchísimo —nos dijo la enfermera con la que teníamos más trato y que no había trabajado el día anterior. Me pregunté cuántas veces, al llegar al hospital, se había encontrado con que uno de los bebés había muerto. Fue sumamente amable con nosotros, un verdadero cielo. Todos se portaron de maravilla.

El hermano de Alex estaba en una habitación pequeña alejada del área principal. La enfermera puso una pantalla para que pudiéramos aislarnos y empezar a adaptarnos al nuevo tamaño de nuestra familia. La pantalla se tambaleaba y la tela azul y verde no cubría el marco por completo, pero agradecí ese simulacro de intimidad. Yo temblaba con tanta violencia que tuve que sentarme y la enfermera me puso al bebé en los brazos como si acabara de dar a luz.

Aún era un recién nacido y tan parecido a Alex que casi no podía soportarlo. Me obligué a mirarlo, a buscar las diferencias: el pelo, el gesto de la nariz. Era precioso. Tenía en mis brazos mi razón para vivir. Pero también sabía algo más: algo que me daba miedo expresar.

No sabía si eso sería suficiente.

Para la mayoría de la gente, el acto de estar vivo es pasivo. Dejan que el cuerpo se encargue de todo (bombear la sangre, inspirar aire y expulsarlo) mientras siguen con sus vidas. Cuando se encuentran bien, física y mentalmente, apenas prestan atención a lo que les mantiene vivos.

Cuando estamos en un proceso de duelo, no estamos bien.

Durante mucho tiempo no estuve bien. Me volví hiperconsciente de mi propia mortalidad y notaba de inmediato lo que no iba bien, como un diabético conectado con sus necesidades de insulina. El mero hecho de estar viva se me antojaba una condición precaria y mi estado a menudo se tornaba crítico. Me sentía como si tuviera el suministro de oxígeno restringido y el sistema nervioso central apagado. Cuando estamos llorando una muerte, el cuerpo no funciona con normalidad y tampoco la mente.

A veces vivir duele demasiado, ¿verdad? Sé cómo te sientes. He estado al borde del precipicio, me he asomado a la nada y he pensado «eso sería más fácil», y tal vez lo hubiera sido. Nunca di ese último paso. El bebé que había sobrevivido me necesitaba y yo le necesitaba a él, aunque, naturalmente, las cosas no son tan sencillas.

«Al menos aún tienes a tu otro hijo». Debo de haber oído una u otra versión de este tópico bienintencionado al menos cien veces. Quizá una persona que ve la situación desde fuera y que no ha experimentado el duelo directamente piense que es verdad. Qué práctico tener otro bebé —un sustituto casi idéntico nada menos— para mitigar la pérdida.

Sin embargo, las cosas no funcionan así. Un hijo no

sustituye a otro; ni un progenitor sustituye a otro, sigue siendo la mitad de lo que tenías. Es posible que te vuelvas a casar, si has enviudado, pero eso no hará que tu amor anterior desaparezca. Amar a otras personas no facilita el trance de perder a alguien; sencillamente te da un motivo para seguir con vida.

Mi hijo era mi motivo y, más adelante, mis otros hijos. También mi marido. Y también nuestros padres, mis hermanas, mis amigos. Sabía que estaban ahí para recogernos cuando cayéramos, que nos sostenían durante este proceso de duelo. Tuve suerte de contar con ellos.

Puede que tu razón no sea una persona. De hecho, si la persona que has perdido era el epicentro de tu vida, si tú y esa persona os profesabais un amor que eclipsaba todos los demás, debes de sentirte muy solo ahora. Tal vez sientas que nada tiene sentido, que no hay razón para vivir, que nada volverá a estar bien en tu vida. Yo solo puedo pedirte que aguantes: vendrán tiempos mejores, te lo prometo.

Mientras tanto, tal vez te ayude concentrarte en algo práctico: un motivo para levantarte por las mañanas, una razón para seguir en el mundo. Puede sonar trillado, pero descubrí que pensar en maneras de ayudar a otras personas me hacía sentir mejor. Pocos días después de la muerte de Alex, creé una página para recaudar fondos destinados a la investigación de la meningitis. La necesidad de aportar algo al mundo es tan habitual entre las personas que están atravesando un duelo que pido información automáticamente cuando me entero de que alguien ha fallecido. El sencillo gesto de donar dinero constituye a menudo la única manera práctica que tienen los amigos de ayudar, de mitigar su pena al igual que la tuya. Ver cómo aumenta el total, sabiendo que estamos contribuyendo a una causa que podría evitar que otra persona viva una tragedia parecida, es una razón poderosa para seguir avanzando.

Tal vez descubras que recaudar dinero para una causa que es importante para ti —o para la persona que ha fallecido— otorga cierto sentido a estos días sin rumbo. La recaudación de fondos puede adoptar muchas formas. Si eres amante de la actividad física (y el ejercicio o el entrenamiento asociado te proporciona un foco útil), podrías correr un maratón o saltar en paracaídas, escalar una montaña o entrenarte para un triatlón. Si eres como yo, y el mero hecho de quitarte el pijama por la mañana ya te agobia, crear una página para recaudar donativos será suficiente. Basta con recoger monedas en un tarro. No hace falta que fundes una organización benéfica o que te manifiestes delante del Parlamento para aportar algo.

En un ámbito más doméstico, tal vez tengas vecinos ancianos por los que te puedas interesar o con los que podrías hacer un voluntariado. Si estás dispuesto a asumir ese tipo de responsabilidad, podría ayudarte tanto a ti como a ellos. Apoyar a los demás nos proporciona perspectiva y una sensación de deber cumplido en un momento en el que nos sentimos perdidos.

También es cierto que muchos pasamos por largos periodos en los que apenas somos capaces de vestirnos y mucho menos de hacer algo por otra persona. Somos nosotros los que necesitamos apoyo, los que de repente nos volvemos dependientes como niños. Hay que ser fuerte para ayudar a los demás, pero también hay que ser fuerte para reconocer que no damos más de nosotros mismos.

Cuando perdemos a alguien que ha vivido una vida larga y satisfactoria, podemos extraer consuelo de los recuerdos que creamos con esa persona. Recordamos nuestras andanzas juntos y, cuando nos sentimos con fuerzas, creamos nuevos recuerdos en su memoria. A menudo imagino qué pensaría mi padre de las decisiones que he tomado, de la vida que he llevado. Me parezco mucho a él, en infinidad de sentidos, y eso en sí mismo ya me parece una buena razón para seguir adelante.

Perder a una persona joven es más duro, porque nos parece una injusticia y porque no tenemos esos años y años que recordar con cariño. La muerte puede ser una crueldad y un acto de bondad, pero es difícil pensar esto último cuando la persona que ha muerto es muy joven. Mi hijo solamente llevaba cinco semanas en este mundo cuando murió y nunca había salido del hospital. No había historias que compartir, ningún «¿te acuerdas de cuando...?» que dé pie a conversaciones con los ojos empañados. Tal vez esta situación te resulte familiar si has perdido a un bebé o si mantenías una relación complicada con la persona que ha muerto. Un progenitor ausente, una pareja de la que te has distanciado, un hermano o una hermana con los que no hacías nada más que discutir. Tal vez te sientas desorientado al carecer de suficientes recuerdos felices a los que anclar tu pena.

Cuando no podemos mirar atrás, tenemos que mirar adelante. Mi dolor no está ligado a los recuerdos de la vida de Alex, sino a las oportunidades que nunca experimentó. Si me cierro a la riqueza que el mundo tiene para ofrecer, no solo se pierde una vida, sino dos.

Les debemos a los muertos vivir las vidas que ellos no pudieron disfrutar.

Poco tiempo después de la muerte de Alex, me regalaron un diario de gratitud. Era un cuaderno sencillo con espacio en cada página para escribir la fecha, seguido de una serie de entradas: razones para estar agradecida ese día. Razones para seguir adelante. La teoría dice que si nos obligamos a buscar luz en la oscuridad, la gratitud acabará por convertirse en un hábito.

«Anota en la lista lo que sea —dicen los incondicionales—: un árbol precioso que has visto, un té compartido con una amiga, una buena noche de sueño».

Me encantaría decirte que ese diario me ayudó a encontrar razones para vivir, pero también quiero ser sincera contigo, y la verdad es que odiaba el diario de gratitud con toda mi alma. Cada una de las páginas, con sus espacios pulcramente recuadrados, me recordaba del modo más cruel lo que ya no tenía, aquello por lo que no podía dar gracias. Todo lo que escribía carecía de sentido e iba seguido de un «pero» tácito.

«Hoy brillaba el sol —escribía—, pero mi hijo ha muerto».

«Hoy he visto a mi hermana, pero mi hijo ha muerto».

¿Por qué nada de lo que escribía podía compensar lo que había pasado?

Pasó mucho tiempo antes de darme cuenta de que estaba intentando algo imposible. Nada puede compensar lo sucedido. No deberíamos ni aspirar a ello, porque fracasaremos en todas las ocasiones y, al fracasar, nos sentiremos peor.

Reparar en las cosas buenas de la vida no debería ser una estrategia para compensar lo negativo, sino un gesto que nos permita recordar por qué estamos aquí. Consiste en ver un amanecer y comprender que queremos ver otro más, abrazar a una amiga y llevarnos el calor de ese abrazo a casa. Consiste en quedarse mirando cómo se despliegan las hojas en primavera, o pasar una hora en el sofá porque el gato se ha dormido en tu regazo.

Estas razones para seguir adelante son todas externas —aspectos del entorno que te recuerdan que aún hay felicidad ahí fuera para ti—, pero hay una razón más íntima.

Tú.

Tú eres el motivo de alguien para seguir adelante. Tú eres una frase en el diario de gratitud de alguien, un momento de felicidad en su día. Tú ya estás cambiando el mundo y puedes cambiarlo mucho más.

Tú eres tu motivo.

Seis

Te prometo que este no siempre será
tu primer pensamiento al despertar

Me desperté antes de que sonara la alarma. Quizá habían pasado tres semanas desde la muerte de Alex, aunque el tiempo me jugaba malas pasadas en aquel entonces. «Tengo que poner una lavadora —pensé todavía con legañas en los ojos—. Los nenes necesitarán ropa limpia y...».

«El nene».

El «nene» necesitará ropa limpia.

Un aguijonazo, como si lo hubiera vuelto a perder; como recuperarme de un puñetazo para volver a estamparme de inmediato contra las cuerdas. Es el *déjà-vu* más horrible que te puede asaltar, cuando has tenido la suerte de dormir sin pesadillas y te despiertas tan despejada como una mañana después de la tormenta.

Todo parece nuevo y radiante, como si hubieras vuelto a nacer.

Y entonces te acuerdas.

Emití un sonido, algo entre «ah» y un sollozo, y alargué la mano hacia mi marido, que se estaba despertando, para arrastrarlo conmigo al cuadrilátero. En el exterior todavía reinaba la oscuridad y la luz amarillenta de las farolas se colaba por la ventana. Corría el mes de diciembre, o quizá enero, pero hacía semanas que no encendíamos la calefacción. Pasábamos en el hospital desde las siete de la mañana hasta las diez de la noche la mayoría de los días y no tenía demasiado sentido calentar la casa. Puede que inconscientemente nos estuviéramos castigando y que por eso comiéramos también sándwiches empaquetados de la cantina en lugar de bocadillos recién hechos cuando las dos opciones estaban a la misma distancia del área de neonatal. No nos parecía bien concedernos pequeños lujos teniendo a un hijo en el hospital. Y al otro bajo tierra.

«Ah». Mi gemido empañó el aire: una manifestación física de mi dolor.

—Ya lo sé —dijo mi marido—. Ya lo sé.

—Esto es insoportable.

Esto. Este dolor que me aplastaba el pecho, esta sensación de ahogo, los constantes intentos de mi cerebro por volver atrás en el tiempo. El acto cruel de recordar cada mañana.

—Lo sé —dijo mi marido—. Lo sé.

Hay razones por las que la pena compartida puede ser dura (hablaremos de ello enseguida), pero supone un gran alivio estar con alguien que experimenta tu dolor con la misma intensidad que tú, que no necesita que le expliquen por qué estás sufriendo en ese momento concreto.

Conocí a mi marido, entonces agente de policía, en el trabajo: un riesgo laboral frecuente entre los trabajadores de los servicios de emergencia. En parte son los horarios intempestivos y la intensidad del trabajo lo que une a los colegas, pero también la necesidad de estar con alguien que entienda realmente las presiones del oficio. Mi marido y yo trabajamos un tiempo en el mismo equipo, pero más tarde, cuando nos trasladaron a departamentos distintos, seguíamos hablando el mismo lenguaje.

—Hoy ha sido espeluznante —decía a la vez que colgaba el abrigo en la percha del recibidor—. Una familia de cuatro.

Yo asentía y lo abrazaba con fuerza, y sabía que hablaría si lo necesitaba. No había necesidad de hacer preguntas. Sabía qué aspecto tendría esa escena en la autopista, conocía la sensación de saber que era demasiado tarde para ayudar. Conocía el cansancio físico, el peaje emocional. También sabía que eso formaba parte del trabajo y que, al día siguiente, él volvería a hacer lo mismo y yo también.

Ahora teníamos que cargar con el dolor añadido de ese léxico compartido.

Yacíamos en la cama, bajo el edredón demasiado caliente en una habitación demasiado fría, y dejábamos que el silencio ocupara el espacio que nos envolvía. No había nada que decir, porque ninguna palabra mejoraría las cosas. Otra mañana, otra ocasión para recordar.

Algunos días, su muerte me venía a la mente con rapidez: me golpeaba tan pronto como abría los ojos. «Está muerto, está muerto, está muerto». Un puñetazo en el estómago antes de que tuviera tiempo de prepararme. Otras mañanas sentía una incertidumbre silenciosa pero insistente. Se filtraba en la paz de primera hora de la mañana, como esa sensación inquietante de que te has dejado el gas abierto o no has cerrado con llave.

«¿Qué es? ¿Qué ha pasado?».

Ah.

«Está muerto, está muerto, está muerto».

Las peores mañanas despertaba siendo plena y horriblemente consciente de lo que había pasado, como si mi mente me estuviera esperando impaciente para recordármelo en cuanto despertase.

«Sigue muerto, ¿sabes?».

Empezase como empezase el día, mi primer pensamiento era para Alex. O, más exactamente, para su pérdida. La ausencia de mi hijo era un agujero negro que absorbía toda la materia a sus profundidades. Y estaba segura de que sería así para siempre, como también estaba segura de que quería que fuera así. Porque él era el centro de mi mundo y si no seguía en mi cabeza, tal vez lo perdiera en mi corazón.

Es complicado empezar así cada día, ¿no?

Recuerdo haber leído la entrevista a un personaje famoso que describía su rutina diaria con un detalle intimidante. «Lo primero que hago al despertarme es un rato de meditación —decía—, luego me bebo un batido de kale y hago ejercicio...».

Me quedé mirando la página, la fotografía de aquel hombre que hablaba un lenguaje distinto al mío.

«Lo primero que hago al despertarme es recordar que mi hijo ha muerto —pensé—. Luego me quedo tumbada en la cama con un nudo en la garganta porque me estoy aguantando las ganas de llorar e intento volver atrás en el tiempo. Revivo el día que murió, minuto a minuto, intentando entrar en ese instante y cambiar lo que ocurrió después».

A veces soñaba que Alex estaba vivo. Que dormía en la habitación contigua con su hermano gemelo. Los sacaba de la cuna y los llevaba al piso de abajo, uno en cada brazo. Íbamos al parque o estábamos en el coche, de camino a hacer algo divertido. Una vez soñé que mis hijos eran adultos y fue tan real que, al despertar, esperaba ver a una anciana en el espejo del baño. Los juegos psicológicos a los que me sometía la pena me hacían pensar que me estaba volviendo loca.

Años después de la muerte de mi padre todavía cogía el teléfono para llamarlo. Oía un chiste tonto y pensaba «tengo que contárselo» antes de recordar con sobresalto que ya no estaba aquí. A mi memoria no le pasaba nada: no me había olvidado de que había muerto. ¿Por qué la mente me jugaba esa mala pasada una y otra vez?

Con el paso de los años aprendí a definir esos momentos de manera más positiva. Mi mente no hacía eso para burlarse de mí, sino como tratamiento. Me recordaba que sí, se habría reído de ese chiste y le habría encantado que le contara mis novedades. Los recuerdos aparecían con una nitidez que me quitaba el aliento, pero con el tiempo esa nitidez se tornó fugaz, como el golpe de frío que sientes al saltar a una piscina antes de que el cuerpo se aclimate.

Recordar a nuestros seres queridos es un don. Siguen vivos a través de esos momentos.

*

Me despierto antes de que suene la alarma. Estamos en septiembre y tengo tres hijos adolescentes que se están haciendo adultos ante mis ojos. «Gofres —pienso—. Voy a preparar gofres». (El curso acaba de empezar. Cuando estemos en febrero, empujaré hacia ellos un plato con tostadas mientras se ponen los zapatos). Me acuerdo de que no he arrancado las malas hierbas del huerto e intento decidir adónde iré de paseo con los perros. Le doy vueltas a un personaje de la novela que estoy escribiendo. Me levanto y les doy de comer a los perros, despierto a mis hijos adolescentes, preparo la masa, busco el material de educación física, abro el correo y me despido de todos cuando se van al colegio.

Una vez que la casa se queda en silencio, enciendo el portátil, donde me espera mi libro.

Y es entonces cuando me acuerdo de mi niño.

Abro la caja de los recuerdos, vuelco el contenido

—esas primeras semanas de desesperación, los meses de duelo, los años de dolor— y analizo mi pena. Qué distinta es después de tantos años. Se parece a mirar un álbum de fotografías y reconocer a la persona que aparece en esa foto desvaída, pero tener dificultades para identificarla con la persona que es ahora. Puede que tenga la misma sonrisa, aunque hasta eso ha cambiado un poco. Y todo lo demás —el atuendo, el pelo— es tan distinto... Y, sin embargo, en el fondo, sigue siendo igual. Es la misma persona, pero distinta.

Un día despertarás y tu primer pensamiento no será triste. Pensarás que empieza a amanecer más temprano o que es demasiado pronto para que el vecino esté cortando el césped. Te maldecirás por haberte olvidado de sacar la basura, te arrepentirás de aquella última copa de vino o desearás haberte tomado una más. Te darás la vuelta en la cama y seguirás durmiendo, o sacarás las piernas de debajo de las mantas y prepararás té. No te despertarás mirando al dolor de frente.

El dolor nos hace sentir que estamos enloqueciendo, pero pienso que en realidad solo perdemos el control de nuestros pensamientos. El dolor nos arrebata el timón y nos obliga a concentrarnos en lo que hemos perdido. Nos desempodera y nos abruma. Nos arrebata el control. Pensamos en nuestro ser querido tan pronto como nos despertamos porque era la persona más importante de nuestra vida y su muerte ha sacudido los cimientos de nuestra existencia. Pensamos en nuestro ser querido porque la pena necesita una vía de escape y en ese estado de duermevela no tenemos recursos para controlarla.

Encontrarás los recursos que necesitas, te lo prometo.

Volverás a ser fuerte, capaz de concentrarte en lo que tienes en vez de en lo que has perdido. Poco a poco irás dejando de lado los recuerdos para poder sacar el día adelante o porque no es el momento adecuado para revivirlos. Recuperarás el control de tus pensamientos, y la pena solo será un pasajero, no el conductor.

Siete

Te prometo que no siempre temerás lo peor

Estaba parada en el pasillo y la tarima crujía levemente mientras desplazaba el peso de una pierna a la otra. Cerré la mano sobre el pomo. Dentro de un momento abriría esa puerta. Solo necesitaba un poco más de tiempo para prepararme.

Eran las siete de la mañana e iba a despertar a mi bebé de cinco meses porque, diga lo que diga la gente sobre no despertar nunca a un bebé dormido, teníamos una rutina y la rutina funcionaba. Cada vez que la vida me abruma —por el dolor, por el exceso de trabajo o por las horribles noticias— me apoyo instintivamente en la organización. El despertador por la mañana. Una taza de té a las diez. Tres comidas al día. Siempre redacto la lista de cosas que tengo que hacer ese día y, cuando echo un vistazo a mis listas antiguas en mi agenda de mesa, soy capaz de hacer seguimiento de mi estado de salud mental según su extensión. Cuanto más largas eran las listas y más insignificantes las tareas (levantarme, ducharme, vaciar el lavaplatos), más perdida estaba.

Rara vez estuve en mis cabales durante aquel primer año. Organizar el día que tenía por delante me ayudaba a pasar por una persona cuerda, y en el plan estaba despertar al bebé. Cada mañana, e incluso después de cada siesta, me quedaba en la puerta con la mano en el pomo mientras llevaba a cabo un ritual silencioso que casi me avergüenza compartir contigo.

«Dentro de un momento entraré —me decía— y descubriré que no respira».

Me imaginaba la escena que se desplegaría a continuación: la llamada a emergencias, la ambulancia y las caras lúgubres de los médicos, que habían hecho todo lo posible. Me preparaba para lo peor y, solo cuando me sentía lista, abría la puerta.

Cada mañana y después de cada siesta.

Durante años.

Solo ahora, al contarlo, me doy cuenta de lo mal que estaba. Al tratar de protegerme de lo que me parecía inevitable, estaba cayendo en una espiral de pensamientos negativos que no me ayudaban a recuperarme. El ritual me ponía sobre aviso y me proporcionaba la seguridad de que estaba preparada para lidiar con la tragedia, que no me desmoronaría. El resto era superstición. «Si estoy preparada, no sucederá».

Conforme mi hijo crecía, tenía que contenerme para no llamar al médico por cada enfermedad sin importancia. Una vez, antes de que empezara a andar, me paseé nerviosa por la sala de espera de la consulta médica con un bebé con el cuerpo caliente en brazos. Tenía un sarpullido. Y fiebre. No podía girar la cabeza.

—Estoy segura de que no es nada —le dije a la doctora, aunque no estaba segura en absoluto.

La pediatra tenía en el escritorio una foto de sus propios hijos y me pregunté si ella también entraría en pánico cuando se ponían enfermos, si también buscaba en internet los síntomas que mostraban y concluía que se estaban muriendo.

—Vamos a echar un vistazo, ¿le parece?

Un miedo helado se me había enroscado en la garganta y la presionaba con fuerza. Le había acercado una lupa a la piel hasta que acabé viendo manchas allá donde miraba.

—Mi hijo mayor tuvo meningitis —le dije—. Murió, así que...

Se me rompió la voz.

—Por eso es de suma importancia que se quede tranquila —respondió la doctora—. Lo entiendo.

Mi hijo estaba bien. Siempre estaba bien. Y poco a poco empecé a recuperar la cordura.

Cuando mi hijo superviviente tenía seis meses, contraje un virus que me obligó a estar varios días de baja. Acabábamos de mudarnos y vivíamos rodeados de cajas, y no estaba preparada para las emociones de dar un capítulo por finalizado y comenzar otro. La nueva casa implicaba un nuevo comienzo, lejos de los recuerdos de aquella en la que nos habíamos convertido en una familia de cuatro miembros y luego de tres, pero en lugar de sentirme revitalizada, estaba agotada.

Después de vomitar por tercer día consecutivo, compré una prueba de embarazo. Nos habían dejado meridianamente claro que no podía quedarme embarazada por métodos naturales, pero de todos modos me parecía sensato descartarlo. Mi parto prematuro —y la consiguiente intervención de urgencia— me había provocado un trauma considerable y el mero hecho de hacerme la prueba me provocaba terror: «¿Y si me vuelve a pasar?». Qué irónico, pensé, que diera gracias por ser estéril.

La prueba dio positiva.

Si esto fuera una novela, ese momento sería el final feliz. El bálsamo para mi pena, la recompensa a tanto dolor y sufrimiento. Me gustaría decirte al menos que fue un instante de alegría, pero la vida real pocas veces es tan perfecta como la ficción.

—¿Y si vuelven a ser gemelos? —le dije a mi marido después de darle la noticia.

Hizo lo que pudo para tranquilizarme.

—No serán gemelos. Es un embarazo natural. Todo irá bien.

Pero mi vaso estaba medio vacío y yo ya estaba anticipando el desastre. Serían gemelos, lo sabía. Otro embarazo de alto riesgo, otro parto prematuro, otra batalla por la vida. Los nuevos traumas pueden reavivar los antiguos y yo me precipitaba de nuevo al duelo.

Me negué a reconocer que estaba embarazada. Me desentendí de mi creciente barriga y prescindí de la ropa premamá. En vez de eso, forzaba las cremalleras y me dejaba botones abiertos. ¿Para qué quería comprar pantalones con cinturilla elástica si no iba a retener a mis bebés el tiempo suficiente para que el gasto estuviera justificado?

Estaba en un estado mental tan malo que me hicieron una ecografía precoz para demostrarme que solo llevaba un bebé, que el estrés y las presiones que había soportado mi cuerpo durante mi embarazo anterior no se iban a repetir. En mi mente se arremolinaban los peores escenarios posibles y todos me parecían absolutamente racionales. El bebé sufriría una discapacidad incompatible con la vida. De nuevo le faltaría el líquido amniótico suficiente para mantenerlo a salvo. Tendría que enterrar a otro hijo. Cuando me tumbé para la ecografía, estaba segura de que no encontrarían el latido del corazón.

Pero encontraron dos.

—Tenías razón —dijo la ecografista cuando se recuperó de la impresión—. Otra vez llevas dos.

Si tenía razón respecto al embarazo gemelar, discurrí, también estaría en lo cierto acerca del desenlace.

—Se van a morir —les decía a mi marido, al auxiliar sanitario, a la comadrona, a mis amigas. Lo decía con un tono frío, objetivo, aterrado y, seguramente, aterrador.

El especialista aumentó mis miedos con estadísticas espeluznantes que situaban en torno al treinta por ciento las posibilidades de que el parto llegara a buen término. Me practicarían la cesárea para aumentar esas posibilidades y me prohibieron levantar nada más pesado que una tetera, incluido mi hijo.

Yo solo quería que terminara. Pensaba —en mi estado enajenado, apesadumbrado y confuso— que si el rayo iba a caer dos veces, prefería que cayera cuanto antes a vivir aterrada otros siete meses.

En febrero de 2008, mi segunda pareja de gemelos llegó al mundo, los dos vivos y a salvo, quince meses después de la primera. Entre los dos pesaban casi siete kilos. Me había equivocado. El rayo no cayó dos veces en el mismo sitio.

Para la mayoría de la gente, la muerte es una eventualidad improbable. Es algo que les sucede a otras personas, en otros lugares, en otras vidas. Piensan en la muerte de manera fugaz y abstracta, si es que piensan en ella.

Para la gente como nosotros no es así, ¿verdad?

Nosotros somos conscientes.

Sabemos que la vida es frágil, que alguien está aquí y de repente ya no está. Somos muy conscientes del peligro. Una parte de nosotros siempre está preparada para recibir una mala noticia. Es muy posible que tu hermana vaya a trabajar un día y no vuelva, que tu padre caiga fulminado al cruzar la calle. Hemos vivido lo peor que se puede vivir. Sabemos que pasan cosas terribles. Así pues, ¿por qué no iban a pasar otra vez?

Al final he comprendido que está bien volverse un poco neurótica después de haber experimentado la muerte de una persona querida. Los demás lo entienden. Incluso lo esperan. Por lo general se muestran empáticos y compasivos. Intento analizar mis sentimientos, descifrar si mis reacciones son proporcionadas.

¿Es sensato temer una enfermedad cuando todos los indicios señalan que alguien está enfermo? Sí, sin duda.

¿Es sensato temer que un autobús atropelle a un ser querido mientras camina tranquilamente por la acera, que además está separada de la calzada por una barrera de seguridad? ¿Es sensato quedarse en el pasillo cada mañana con la mano en el pomo mentalizándote para encontrar a tu hijo muerto?

Sugiero con todo el tacto del mundo que no lo es y, si me tocara volver a vivirlo, quizá buscara a alguien que me ayudara a desentrañar esa tendencia compulsiva a esperar lo peor. El pesimismo me atormentó durante años y no se limitaba a mi propia vida. Cuando mis amigas compartían emocionadas la noticia de sus propios embarazos, tenía que morderme la lengua. Sabía que habría sido una falta de delicadeza expresar los pensamientos negativos que se me pasaban por la cabeza, pero mi reacción inmediata era imaginar lo peor. Todos los viajes podían desembocar en tragedia, todas las bodas entrañaban un riesgo. Tuve que obligarme a esperar con ilusión los cumpleaños y los aniversarios, haciendo caso omiso de la voz que me susurraba: «Puede que ese día nunca llegue». Mi aflicción se había convertido en mi propia personificación de la Muerte con su guadaña, que oscurecía los momentos felices recordándome con qué facilidad me los podía arrebatar.

Ya sé lo que estás pensando: yo debía de ser la alegría de la fiesta, ¿no?

Pero la pena nos convierte a todos en impostores. Sonreímos y reímos cuando ha pasado tanto tiempo desde la pérdida que ya nadie piensa en ella; nadie imagina que, por dentro, estamos pensando más en la muerte que en la vida. El dolor es la marea que circula por debajo de un mar aparentemente en calma.

*

Es sábado, casi la una de la tarde. Despierto a mis hijos adolescentes, porque, en serio, ¿cómo es posible que alguien duerma tantas horas seguidas? Son prácticamente nocturnos. Subo las escaleras con energía y abro tres puertas: plaf, plaf, plaf.

—¡Buenos días! —grito con voz cantarina, porque eso les enfurece.

Recojo los calcetines tirados en el suelo y los dejo sobre las almohadas, con la esperanza de que eso los anime a descubrir que existe el cesto de la ropa sucia. Abro persianas y ventanas, y mis hijos gimen y se tapan la cabeza con los edredones. Vuelvo a bajar murmurando que sería agradable que hubiera un poco de actividad antes de la puesta de sol, y supongo que otra vez me toca a mí vaciar el lavaplatos, ¿verdad? Pienso en lo que puede haber debajo de las camas y en los cajones, y me planteo si pedirles que cambien las sábanas. Me recuerdo que debo reservar citas en el dentista y encargar las americanas del uniforme.

Ni una sola vez se me pasa por la cabeza que podría esperarles algo distinto a una vida gloriosa, radiante y maravillosa.

Ocho

Te prometo que no siempre te sentirás tan enfadado

Estaba en la cocina cuando oí llegar al cartero. Dejó la puerta de la furgoneta abierta, como hacía siempre, y la emisora Radio 1 atronó en la mañana con un entusiasmo feroz. No había dormido bien —¿cuándo dormía bien?— y seguía en pijama mientras recogía los restos del desayuno. Al oír el suave golpe de los sobres contra el felpudo, me acerqué al recibidor a recoger el correo. Además de un par de facturas y una postal de mi hermana, había una nota de correos.

«Lamentamos no haberla encontrado en casa».

—¿Que lamentan no haberme encontrado en casa? —exclamé—. Pero ¡si estoy aquí!

Abrí la puerta principal y salí en zapatillas al jardín.

—¡Oiga!

Pero la radio estaba muy alta, el cartero iba con retraso y la furgoneta roja desapareció colina arriba.

Cerré dando un portazo.

—¡Estaba aquí!

La nota decía que volverían a traerme el paquete al día siguiente o que podía recogerlo yo misma, pero no hasta las dos de la tarde, la hora a la que, supuestamente, el cartero habría terminado el reparto. Yo no tenía ni idea de lo que contenía —no estaba esperando nada— y por alguna razón eso multiplicó por diez mi frustración. ¿Y si era importante? Y, aunque no lo fuera, era mi paquete. ¡El cartero ni siquiera se había molestado en llamar! Volví a la cocina con pasos furiosos, eché a los niños de la cocina y los empujé escaleras arriba entre injustos chasquidos de lengua. Aunque la mañana era fría, la subida de mi temperatura corporal me había pegado la camiseta del pijama a la espalda. Lo que debería haber sido solo un incidente irritante había adquirido proporciones descomunales.

—¿Cómo se atreve? —murmuré, despegándome a tirones la ropa de mis extremidades recalcitrantes—. ¿Quién se ha creído que es?

Como no había ningún adulto presente que pudiera aplacar mi rabia —que hiciera una broma para quitarle importancia—, el asunto fermentó dentro de mí mientras jugaba a las tiendas con los niños, mientras cortaba fruta para su almuerzo. Mientras dormían la siesta, me paseé de un lado a otro manteniendo conversaciones mentales y enviándole mensajes a mi marido para decirle: «No te vas a creer lo que ha hecho el cartero esta mañana». Sobre las dos de la tarde, la rabia que llevaba dentro se había disparado. Metí a los niños en el coche —algo más complicado de lo que parece— y fuimos a la oficina de correos. Hice tintinear las llaves en la cola y suspiré sonoramente cuando el hombre de delante tardó demasiado en sacar su carnet de identidad.

—¡Ni siquiera ha llamado a la puerta! —protesté cuando me llegó el turno.

—Lo siento.

El hombre que atendía el mostrador parecía cansado. Puede que de verdad le supiera mal, pero a esas alturas yo estaba demasiado furiosa para planteármelo siquiera. Seguí despotricando del pobre cartero —de la emisora que escuchaba y del volumen—, de correos en general y del estado actual del Reino Unido mientras plantaba mi permiso de conducir en el mostrador. Me gustaría pensar que tuve el detalle de darle las gracias al hombre por el paquete (que no contenía nada importante). Estoy segura de que puso los ojos en blanco cuando me marché.

Esa rabia desproporcionada e innecesaria fue la compañera inseparable de mi duelo durante mucho tiempo. Me embestía en oleadas, igual que la pena. Me dejaba agotada y vacía, igual que la pena. Me han enfurecido cosas que quizá sean comprensibles (madres y padres irresponsables; Dios; la recepcionista del centro médico que quiso concertar una cita para vacunar a un niño que había muerto el año anterior) y cosas que no tenían el menor sentido (un golpe en el dedo pulgar del pie; una llave que no giraba; un camarero que confundió mi nombre). He estado enfadada durante semanas, he sido presa de una irritación tan permanente que acabó abarcando toda mi personalidad, hasta que ni siquiera yo me soportaba. Siempre me había parecido importante ser tolerante y me consideraba equilibrada y empática, pero pasé años siendo agresiva y despectiva, intolerante con las preocupaciones que consideraba nimias en comparación con mi pérdida.

Ahora veo con absoluta claridad que en realidad nunca estuve enfadada con el cartero ni con correos, ni con el camarero o con la pata de la silla contra la que me golpeé el dedo del pie.

Estaba enfadada porque mi hijo había muerto.

Muy cerca de nuestra casa había un centro para familias con grupos de juego, guardería, café matutino y ese tipo de cosas. La primera vez que entré, aún me estaba recuperando de la noticia de que volvía a estar embarazada. Me temblaban las piernas y tenía los ojos desmesuradamente abiertos, como una superviviente que abandona el lugar de un accidente. Llevaba a mi hijo de ocho meses aferrado a la cadera, todavía tan chiquitín que usaba pañales de recién nacido. Aún necesitaba cuidados especializados. En mi agenda, entre las horas para el masaje infantil y el programa educativo Sing & Sign, estaban los recordatorios en rojo de las citas con el fisioterapeuta y el cardiólogo. Tenía la sensación de que aquello no terminaría nunca.

—Nosotros también estuvimos en cuidados intensivos —me dijo una mujer mientras intercambiábamos confidencias tomando un café.

Sonreí a su bebé, un niño saludable y alegre, y la mujer negó con la cabeza.

—No, mi hija. Murió.

Todo lo demás —los otros padres, el personal, los niños que gateaban y los bebés que lloraban— desapareció. Solo estábamos esa mujer que entendía mi dolor y yo. Podríamos ser amigas, pensé. Nos ayudaríamos a superar el duelo y seríamos más fuertes juntas.

—¿Cómo se llamaba? —le pregunté, porque esa debería ser siempre la primera pregunta.

Mientras la mujer hablaba, me imaginé a su hija, que había vivido muchos más años que el mío. Hubo complicaciones en el hospital: la niña sufrió daños cerebrales no muy distintos a los que habían afectado a mi hijo.

A partir de ahí, nuestras experiencias divergían. La mujer se llevó a casa a su hija, que limitó su existencia a una sola habitación, a vivir a rastras de la cama a la silla, de la silla al baño y vuelta a empezar. Apenas me podía imaginar lo duro que había sido y, sin embargo, sentía envidia de esa otra madre.

—¿Los vas a denunciar? —me preguntó con la misma naturalidad con la que me preguntaría en qué supermercado compraba.

Fruncí el ceño.

—¿Por qué iba a denunciarlos?

El resto de la sala volvió a definirse. Un bebé sonreía en el regazo de su madre, que mantenía el té cuidadosamente lejos de los deditos curiosos. En la pared, paneles de colores brillantes contaban manzanas, botones y coches.

—Tu bebé contrajo una infección hospitalaria. Si hubo negligencia...

—No creo que la hubiera.

—No lo sabrás a menos que lo investiguen. Yo pediría una investigación. Es lo que estoy haciendo.

—Nadie tuvo la culpa.

Quería que la conversación terminara.

—Siempre es culpa de alguien —me dijo con tono sombrío.

Me recomendó bufetes de abogados, me habló de letrados que habían rechazado su caso y de otros que habían aceptado su dinero alegremente. Me contó la batalla que había librado solo para conseguir que alguien la escuchara. Me habló de vistas y apelaciones, de reuniones y alegatos que se alargaban de año en año. Mientras hablaba, noté la furia que llevaba dentro. Como pedernal que roza la piedra, la combinación de amor y pena había provocado una llamarada de rabia, una fuerza imparable que consumía su vida entera.

Tras eso volví a casa andando. Era un frío día de otoño. Las hojas crujían en la acera y se esparcían por la calzada. ¿Alguien tenía la culpa de que Alex hubiera muerto?

¿Deberíamos haberlos denunciado?

De alguna manera me sentí menos madre por el hecho de no haber dedicado la vida entera —y los ahorros de toda una vida— a determinar la causa de la muerte de Alex. Lo que había descrito esa mujer parecía agotador: una lucha sin cuartel para obtener respuestas que tal vez nunca llegaran. Mis propios estallidos de rabia eran efímeros —carreras de velocidad, no maratones— y no estaba segura de tener espacio para una ira tan sostenida. ¿Qué iba a cambiar el hecho de ganar un juicio? ¿Demostrar que Alex había muerto porque alguien no había hecho bien su trabajo? Eso no me lo iba a devolver.

Mi reticencia a enfrentarme a las autoridades no se debía a que me pareciese inútil ni a que temiera perder. Tampoco a que no me sintiera con fuerzas para correr el maratón. Se debía a que no estaba enfadada con ellos. Sabía que el personal del hospital había hecho todo lo posible por salvar la vida de Alex, aunque las probabilidades fueran mínimas. Sabía que, de no ser por ellos, no estaría empujando el carrito de un bebé de ocho meses a casa desde el centro para familias.

A veces, el dolor se convierte en rabia sin que nos demos cuenta y tenemos que esforzarnos mucho para interrumpir el proceso antes de que la tomemos con alguien que no merece nuestra ira. Otras veces creo que se trata de una decisión más consciente. Es más fácil canalizar los sentimientos hacia la rabia que dejarlos salir en forma de sollozos ahogados. Nos parece más productivo obsesionarnos con llevar nuestro caso de tribunal en tribunal que yacer en la cama esperando a que llegue el fin del mundo. La sociedad tolera mejor el enfado que la pena.

En ocasiones, claro está, alguien muere como consecuencia de los actos —o la inacción— de otra persona. Cuando era agente de policía, comuniqué ese tipo de noticias horribles más veces de las que puedo contar: accidentes laborales, choques en la carretera, atracos y asesinatos que se habían llevado la vida de personas muy queridas. Si de todo lo que contiene este libro es esto lo que resuena en ti, lo lamento muchísimo. No me puedo ni imaginar hasta qué punto debe de ser horrible y entiendo que estés furioso con los responsables.

Pienso que, del mismo modo que no podemos escapar de la pena (porque antes o después nos atrapará), tenemos que acoger la rabia. Si algo te hace enfadar, ¡enfádate! Tus emociones son válidas y reales, y no debes avergonzarte de ellas. Puede que al leer algún capítulo de este libro, hayas tenido ganas de lanzarlo a la otra punta de la habitación, y no pasa nada, ya que el libro lo puede soportar. Mejor fuera que dentro, como se suele decir, porque creo que la rabia reprimida nos consume tanto como la aflicción y nos hace desesperadamente infelices.

Tanto si la ira está justificada como si es irracional, hay que dejarla salir. Siempre he pensado que tenemos dos opciones: hacer algo para disiparla poco a poco o soltarla de golpe. Confieso que mi opción por defecto suele ser la segunda. Si eres una persona más calmada que yo, podrías probar los ejercicios de respiración, que desviarán tu atención de cualquier emoción intensa que estés sintiendo. Puedes contar mientras respiras (inspirar en cuatro segundos, aguantar la respiración siete segundos y exhalar en ocho) o sencillamente pasar unos cuantos minutos respirando lenta y profundamente, sin pensar en nada más que en inspirar y espirar.

Cuando necesites sacarlo todo (y todos lo necesitamos a veces), es preferible encontrar desahogos que absorban nuestra ira en lugar de devolvérnosla: un saco de boxeo en lugar de un amigo; un grito en un coche en lugar de una discusión con el personal del súper.

Varios años después de que Alex muriera, noté que la rabia me inundaba mientras circulaba a paso de tortuga por una carretera de circunvalación en pleno atasco. Caí en la cuenta de que la ira que sentía se parecía mucho a la pena por cómo se apoderaba de mí, por cómo me iba inundando; la ansiedad se comportaba también del mismo modo insidioso. A diferencia del entusiasmo o la alegría —que se manifiestan en un instante—, esas emociones incómodas se filtran en las venas y nos ahogan desde dentro. Para cuando llegué a una carretera despejada que discurría entre largas extensiones de prados dorados, apenas podía respirar. No estaba enfadada por el tráfico ni por el día complicado que había tenido en el trabajo, sino que estaba enfadada con la vida. Enfadada con el giro del destino que había hecho contraer una infección a mi hijo y que esa infección se apoderara de su cerebro. Enfadada de que hubiera muerto cuando otros vivían, de que su muerte hubiera durado un momento, mientras que mi dolor iba a durar para siempre. Enfadada por sentirme así todavía, después de tanto tiempo.

Lejos del tráfico, a solas en el coche, grité. La clase de grito que atraería a la gente corriendo, que ahuyentaría a los perros y asustaría a los niños. Un grito propio de las películas de terror y de los «cluedos» en vivo. Te lo recomiendo.

Cuando llegué a casa, me puse las zapatillas y salí a correr, algo que siempre me ayuda a soltar tensiones. No me gusta correr y por eso me va de maravilla para descargar la ira (aunque parece ser que es igual de efectivo para reducir el estrés en el caso de que sí te guste correr). El circuito que está más cerca de nuestra casa se puede hacer en dos sentidos, y escogí la cuesta más pronunciada para que me ardieran los pulmones. Estaba oscuro, el interior de las casas junto a las que pasaba parecía acogedor y cálido, y dejé que mi resentimiento alimentara mis pasos. Corrí más rápido de lo que podía sostener y me detuve en lo alto de la colina para apoyarme en una cerca y respirar profundamente. La ciudad titilaba debajo, reinaba la calma y el fuego de mi interior se había consumido.

La ira se canaliza bien a través del esfuerzo físico y, si se te da bien correr, nadar o golpear un saco de boxeo, es posible que cualquiera de esas cosas te ayude. Algunas personas se desahogan poniendo música a todo volumen o meditando, con un pódcast divertido o saliendo de fiesta con amigos. Tu ira es única y singular, del mismo modo que lo es tu pena.

De todas las maneras que he probado para gestionar la ira, la más eficaz es sencillamente reconocer que está ahí. Ante mí misma y, a veces, ante los demás.

—Esto me produce una rabia desproporcionada —le digo a mi marido cuando algo me pone al límite. Y me siento mejor casi al instante. Reconocer una emoción es el primer paso para entenderla, y reconocer que es irracional le arrebata el poder.

—¿Puedo hacer algo para ayudarte? —me pregunta, porque sucede con regularidad y porque conoce la sensación más que la mayoría.

—Me parece que no.

—Vale.

Se queda muy cerca de mí, casi abrazándome, pero sin llegar a hacerlo. Hombro con hombro, literal y metafóricamente.

—Es que estoy... —No encuentro las palabras y me conformo con decir—: Es que estoy muy enfadada.

—Ya lo sé.

Y lo sabe, claro que sí.

Puede que tú también.

*

Ahora vivo en una ciudad pequeña, donde todo el mundo se conoce. El timbre de mi casa suena sin cesar. Niños que vienen a buscar a los míos, amigas que pasan a tomar algo. Vecinos que necesitan un favor o que vienen a devolvernos algo que les hemos prestado. Desde mi despacho en la primera planta veo llegar las visitas y les grito a los niños que abran la puerta. Los repartidores casi siempre traen cosas para mí. Pedidos por internet o ejemplares de mis libros, que me fascina ver. A veces, para cuando he llegado abajo y encerrado a los perros en la cocina, el cartero ya se ha marchado. Salgo y veo la furgoneta roja abandonar el camino de entrada a casa.

Esta mañana no he llegado a tiempo para recoger la entrega. En el mensaje de texto que he recibido se lee: «Lo hemos dejado en el porche», pero no hay ningún paquete en la puerta, así que pincho el enlace para ver la prueba. En efecto, veo la fotografía de una caja con mi nombre sobre el felpudo, junto a la puerta. Solo que no es mi puerta.

Meto los pies en unos zuecos de jardinería y cojo un abrigo. Bajo por un lado de la calle y luego subo por el otro al mismo tiempo que escudriño la foto buscando pistas que me permitan identificar la casa. La puerta es azul... pero no ese azul. Un felpudo de fibra de coco, pero liso, no con dibujos.

Debería estar trabajando —tengo que terminar este libro y hacer las correcciones de otro— y no tengo tiempo para jugar al escondite. Es irritante, estoy irritada y sin embargo... son cosas que pasan, ¿no?

¡Toma! Puerta azul. Felpudo liso. No hay paquete.

Llamo. Sé quién vive en esta casa, aunque no conozco al joven —todavía medio dormido— que me abre la puerta. Sí, ha recibido un paquete hace un rato. Ha supuesto que era para su madre. Está por ahí, en alguna parte...

Vuelvo a casa bajo la lluvia con el paquete bajo el brazo. Son cosas que pasan.

Me encantaría decirte que hoy día ya nunca me enfado. Que navego serena por la vida sin levantar nunca la voz ni perder los nervios. Que esbozo una sonrisa beatífica cuando alguien me grita al volante e inspiro hondo cuando descubro que la lavadora ha encogido mi jersey favorito.

Pero esto es la vida real, no un cuento de hadas.

No soy una persona tranquila. Voy por casa pegando trompazos, desahogando mis frustraciones con el aspirador, los perros, la puerta. Les grito a mis hijos adolescentes cuando se acerca el plazo de entrega y me cuesta encontrar las palabras adecuadas. Pierdo la paciencia con la impresora. Dedico gestos de «¡¿pero qué haces?!» a los conductores incompetentes y le grito a la máquina de autopago en el supermercado: «¡Está en la bolsa, idiota!». En resumen: soy, creo, una mujer normal de cuarenta y tantos con un trabajo, una familia y una vida ajetreada cuya paciencia tiene un límite.

Pero mi mecha ya no es tan corta para arder en un instante. Ya no voy por ahí con una rabia que hierve constantemente bajo la superficie, como un volcán que puede estallar a la menor provocación. No necesito buscar un sistema para desahogarme, porque ya no estoy enfadada por la muerte de mi hijo. Estoy triste. Le echo de menos. Me gustaría que las cosas hubieran sido distintas. Pero no estoy enfadada, ya no. Sucedió y no puedo hacer nada para cambiarlo.

No pasa nada por estar enfadada, al igual que no pasar nada por estar triste o contenta, por experimentar todo el espectro de emociones posibles... a veces el mismo día. El duelo es un proceso complejo y algunos de sus síntomas permanecen en nosotros para siempre. No estarás siempre tan enfadada, pero si lo estás, fluye con ello. Pasará.

Nueve

Te prometo que no siempre te sentirás tan culpable

—Fue culpa mía.

Estaba sentada con mi mejor amiga y el té se enfriaba a un lado. Todavía estaba en esa etapa en la que analizaba cada acto y cada instante de lo que había acabado por considerar el Antes.

—No fue culpa tuya.

No sé cuántas veces me lo ha repetido a lo largo de los años. Siempre con la misma seguridad, nunca frustrada, nunca a la ligera. «No fue culpa tuya».

Empecé a enumerar una lista de los motivos.

Nos habíamos sometido a un tratamiento de fertilidad y eso incrementaba la probabilidad de parto múltiple y, por ende, los riesgos. ¿Y acaso no había leído en alguna parte que la fecundación *in vitro* se asociaba con prematuridad?

—Si buscas lo suficiente —me dijo mi amiga—, encontrarás pruebas de cualquier cosa.

Y luego la feria del bebé a la que asistimos en Londres con todos esos puestos y expositores. Todo el día paseándome de un lado a otro, embarazada de veintidós semanas. Un montón de gente tosiendo y estornudando encima de mí.

—Pudiste contagiarte en cualquier parte.

Pero me contagié allí. Sabía que me había contagiado allí, del mismo modo que sabemos qué alimento nos ha provocado vómitos, porque cuando nos acordamos de él sentimos náuseas.

La feria del bebé era tal como cabría esperar: un pabellón inmenso lleno de vendedores que trataban de convencer a ilusionados padres y madres de que necesitaban un calientabiberones, una papelera para pañales o una jeringuilla especial para extraerle los mocos al bebé. Hacía calor, el ruido era insoportable y la visita fue totalmente innecesaria, pero, madre mía, me encantó. Me encantó cruzar las puertas dobles con el bombo por delante, mirar el mapa para ver qué puestos había en esa zona, qué muestras gratuitas podíamos recoger. Me encantó notar la tranquilizadora mano de mi marido en la espalda, percibir el orgullo de su voz cada vez que les decía a las personas que atendían los puestos: «Sí, son gemelos». Cuando te han asegurado que no podrás concebir de manera natural —un duelo en sí mismo—, asistir a un evento destinado a madres y padres que están esperando te parece un milagro.

Noté las náuseas antes incluso de que sacáramos del maletero el cochecito doble, que habíamos comprado a precio de ganga (era de exposición y no se podía devolver, pero ¿por qué íbamos a querer devolverlo?). Me fui a la cama temprano, agotada después de ese día. Desperté de madrugada con retortijones en la barriga, con unos calambres horribles que me hicieron correr al baño a buscar rastros de sangre. Jamás en toda mi vida me había sentido tan aliviada al vomitar. ¡No estaba de parto! ¡Solo estaba enferma! Mi alivio era tan inmenso que apenas le di importancia al hecho de estar tan débil que no me aguantaba de pie. El médico me visitó a domicilio —algo que pensaba que solo sucedía en las novelas— y me prescribió descanso y agua. Afirmó que el latido del corazón de los bebés era fuerte y regular, y todos nos tranquilizamos.

—Es imposible saber qué fue lo que te puso de parto.

Pero yo lo sabía.

Quince días después, acudí a una ecografía de rutina. Había terminado de trabajar temprano y conduje hasta Oxford, consciente de que dentro de poco estaría demasiado gorda para poder sentarme al volante. En la sala de espera hojeé una revista y calculé de cuánto estaban las otras mujeres a partir del tamaño de sus bombos. Me compré un pastelito Eccles en la cafetería del hospital y me cayeron un montón de migas mantecosas en la barriga.

—¿Señora Mackintosh?

Seguro que has vivido momentos como ese. Quizá en una sala de hospital, como yo, o en el salón de tu casa. Recibiendo una llamada de la policía, de un pariente, de un amigo. Seguro que recuerdas el instante preciso en que oíste la noticia. El momento en que tu vida cambió. Si cierras los ojos ahora, sin duda se despliega ante ti tan nítido y aterrador como el día que sucedió.

Había perdido el líquido amniótico. Estaba horrorizada. ¿Cómo había sido tan descuidada? ¿Cómo era posible que no me hubiera dado cuenta?

—Habrá perdido una pequeña cantidad cada día —me explicó la auxiliar—. Me imagino que lleva sucediendo un par de semanas. ¿Ha estado enferma?

Me ingresaron. Pies levantados, piernas y dedos cruzados.

—Cuando salga del hospital —me dijo la enfermera que me cuidaba—, se llevará a sus bebés a casa.

Bebé. Al final fue solo un bebé.

«Siento mucho no haberos cuidado bien», escribí en mi diario una y otra vez durante las semanas siguientes.

—No es culpa tuya —me repetía mi amiga. Todavía paciente, todavía amable.

Sin embargo, aunque ella tuviera razón, aunque todo lo que llevó a que los bebés llegaran antes de tiempo hubiera sido una de esas «cosas que pasan», la decisión de poner fin a la vida de Alex fue nuestra.

En muchos momentos a lo largo de la existencia estamos en la cuerda floja entre la vida y la muerte. Ese instante en el que nos apartamos de la calzada porque hemos visto el coche justo a tiempo; el momento en que nos tendemos en la mesa de operaciones, indefensos en manos del cirujano. Esos momentos rara vez dependen de nosotros: casi nunca tenemos elección. Pero cuando sí la tenemos, las consecuencias son para siempre.

Mi hijo murió porque decidimos apagar las máquinas que lo mantenían con vida. No queríamos que muriera, sino ahorrarle una vida sin capacidad de elección.

A la culpa, como al dolor, le importan muy poco los matices.

Yo tuve la culpa. Eso era lo que sentía.

En mi experiencia, la culpa y el duelo están tan estrechamente entrelazados que es difícil discernir dónde termina una y dónde empieza el otro. Durante los meses que siguieron al nacimiento de mi segunda pareja de gemelos arrastraba un gran sentimiento de culpa por no estar estableciendo vínculos afectivos con ellos, por no sentir lo que una madre, en teoría, debería sentir. Pasó mucho tiempo antes de que comprendiese que los había querido desde el principio. Sencillamente, me estaba protegiendo de algo que me parecía inevitable: que uno muriese, o los dos. Tantos años después todavía me preocupa cómo les afectaron aquellos primeros meses.

Aunque no intervinieras en la propia muerte, quizá te sientas culpable por los cuidados que deberías haber prodigado antes de que fuera demasiado tarde. Tal vez te sientas culpable por las cosas que dijiste o por las que dejaste sin decir, por las llamadas que hiciste y por las que no, por los malos pensamientos que albergaste, por la última conversación. De haberlo sabido...

Tras la muerte de mi padre, me acordé de todas las veces en las que había bostezado para mis adentros oyendo sus discursos sobre política. Cuando vino a visitarme a París durante el curso que pasé estudiando en el extranjero, me horrorizó su empeño en meter en la maleta una porción de queso cheddar y un pan de molde.

—Es imposible encontrar un sándwich decente aquí —me dijo.

Lo que daría ahora por pasar un rato charlando con él bajo la torre Eiffel entre bocados de queso con pepinillos.

Teníamos pensado recorrer juntos la ruta de la costa de Gales, pero nunca hicimos nada más que mirar el mapa. Hablamos del coche clásico que se compraría cuando se jubilase y decidimos que viajaríamos a alguna parte en convoy, él en su Triumph TR6, yo en mi MG Midget. No tuvo ocasión.

Culparse por lo que uno no hizo es una forma de autoflagelación que no lleva a ninguna parte. Creo que debemos centrarnos en lo que sí hicimos. Recuerdo que fui a buscar a mi padre al Eurostar y le enseñé la ciudad en la que vivía entonces. Me acuerdo del viaje épico que hicimos de Buckinghamshire a Le Mans y que pasamos la noche apretujados en el Midget porque se me olvidó reservar una habitación de hotel.

Por muy complicada que fuera la relación con la persona que hemos perdido —por poco tiempo que pasáramos juntos— habrá momentos que atesorar. Podemos enfocar la energía en recordar lo que hicimos, no aquello para lo que no encontramos tiempo, por más que nos hubiera gustado.

Tuve treinta y tres años para crear recuerdos con mi padre. Solo se me concedieron cinco semanas con mi hijo, pero recuerdo el subidón que sentí al dar a luz, la avalancha de amor cuando lo cogí en brazos por primera vez. Recuerdo que me sentía más segura con cada pañal que cambiaba mientras él me enseñaba a ser madre. Me gustaría haberle hecho más fotos —no haber esperado a que le quitaran la sonda nasogástrica o a que llevara prendas de ropa más bonitas, o a que saliéramos del hospital—, pero me alegro de contar con unas cuantas.

Busca esos momentos y aférrate a ellos, y cuando el sentimiento de culpa empiece a filtrarse en tu mente, restriégaselos por la cara al saboteador que hay en ti. Si te saca la carta de «no le devolviste la llamada», contraataca con la carta de todas las veces que estuviste ahí cuando esa persona te necesitaba. Si te viene con «debería haber sabido que algo iba mal», sácale la lista de los momentos felices, de los «te quiero» y de «qué buen día hemos pasado».

Si aún estuvieran vivos, nos perdonarían todos esos agravios menores que no nos dejan dormir, ¿verdad?

Pues claro que sí.

Así pues, tenemos que perdonarnos.

Una de las grandes ironías del duelo es que, justo cuando empezamos a sentirnos mejor, el sentimiento de culpa arremete con fuerza para que nos sintamos peor.

«¿Cómo te atreves a ser feliz, después de todo lo que ha pasado?».

Poco después de que Alex muriera, nuestros vecinos nos llevaron al teatro. Era Navidad, así que fuimos a ver la típica pantomima navideña, como es tradicional en Gran Bretaña. Jamás en mi vida me había apetecido menos ver una pantomima. El hermano de Alex aún estaba ingresado y la vida era un viaje interminable entre el hospital y nuestra casa: dejábamos la cabecera de una cama para regresar y tumbarnos en otra.

—Necesitáis una noche libre —nos dijeron los vecinos—. No podéis seguir así.

No eran las primeras personas que nos insistían en que nos diéramos un respiro. El personal del hospital nos sugería con frecuencia que pasáramos una noche en casa («le cuidaremos muy bien; podéis llamar todas las veces que queráis»), y nuestros familiares y amigos nos suplicaban que nos cuidáramos («debéis de estar agotados»). Nosotros no les hacíamos caso. Entonces, ¿por qué dejamos que nuestros vecinos nos llevaran al teatro?

Porque ellos conocían la pena y conocían la recuperación. Porque habían perdido a un hijo y todavía seguían en pie. Ellos sabían lo que necesitábamos, no porque lo hubieran leído en un libro de autoayuda o porque fuera lógico en un plano racional, sino porque lo habían vivido. Se habían ganado el derecho a ofrecernos su consejo.

Mientras nos preparábamos para salir, me sentía como si fuera yo la que estuviera actuando, representando un papel que no me sabía. Me parecía mal que nos planteásemos siquiera la idea de divertirnos: ponerme un vestido bonito, maquillarme, secarme el pelo con el secador. ¿Qué estábamos haciendo?

Llamé al hospital.

—¿Mi hijo está bien? ¿Seguro que no pasa nada por que no vayamos esta noche?

Me preocupaba que nos miraran mal o que pensaran que no nos importaba. Me preocupaba que nos cruzáramos con algún conocido en el teatro, que pensaran que no teníamos corazón. Me sentía tan culpable que estuve a punto de decir que no iba, y solo la amabilidad de nuestros vecinos me lo impidió. Seguro que podían haber invitado a otras personas, amigos con los que habrían pasado un rato mejor que con esta pareja de rostro ceniciento que perdía el hilo de la conversación cada dos por tres para asomarse a un abismo de dolor. Nos escogieron a mi marido y a mí. Sabían lo que necesitábamos mejor que nosotros.

Por acuerdo tácito no hablamos de hospitales ni de niños cuando entramos en el teatro. El vestíbulo estaba atestado de gente y, de súbito, fui presa del terror, como si hubiera pasado años en un búnker subterráneo, aislada del mundo. Apreté con fuerza la mano de mi marido, y nuestros vecinos nos acompañaron amablemente hasta los asientos.

No soy capaz de recordar de qué iba la pantomima ni si era buena, pero sí me acuerdo de que me reí y fue una sensación extraña. El sonido estaba oxidado por la falta de uso y me provocó una ola de remordimientos: una pareja incongruente con la que me iba a familiarizar a lo largo de los meses siguientes. Sospecho que tú también lo has sentido.

Simplificándolo mucho, me sentía mal cuando me sentía bien.

Pero te voy a decir una cosa: ya nos sentimos bastante mal cuando estamos mal, ¿no? Así que en las raras ocasiones en que la desesperación nos abandona y experimentamos un atisbo de felicidad, ¿no crees que deberíamos acogerla? ¿Concedernos permiso, aunque solo sea un momento, para notar el calor del sol en la piel antes de que el cielo vuelva a nublarse?

He dicho antes que debemos aceptar nuestras emociones (tristeza, ira, ganas de llorar), y lo mismo vale para la felicidad. No la analices, no intentes medir su intensidad ni justificarla. Limítate a sentirla. No pasa nada por estar mal, pero tampoco pasa nada por sentirse bien.

Diez

Te prometo que no siempre sentirás tanto cansancio

Mi despacho estaba en la segunda planta de una comisaría urbana muy ajetreada. Era funcional y anodino, muy parecido a como una se imagina el despacho de una inspectora de policía, con un gran escritorio en forma de L, un armarito tipo taquilla en el que escondía cereales y bolsitas de té, y dos butacas para cuando las conversaciones con los colegas se alargaban. En ese momento estaba sentada en una de esas butacas con un cuaderno de notas en el regazo, esperando a que llegara mi equipo. Corría el mes de abril —un mes de evaluaciones y planes presupuestarios— y por la ventana veía las copas de los árboles rebosantes de hojas. Debajo, en el patio trasero de la comisaría, resonaba el zumbido constante de las entradas y salidas. Sonaban los golpes de las puertas al abrirse y cerrarse, los portazos de los coches. Los agentes probaban las sirenas antes de comenzar sus turnos, las luces azules barrían las paredes. Retazos de conversaciones se colaban por mi ventana abierta.

Cerré los ojos.

Trabajaba a tiempo completo y tenía tres hijos menores de dos años. Los precios de las guarderías eran prohibitivos, así que habíamos contratado a una niñera. Tan pronto como ella aparcaba fuera, yo abandonaba la casa disculpándome a gritos mientras subía a mi coche.

—Han desayunado, pero no están vestidos, lo siento. Hubo un problema con una bolita metida en la nariz. ¿Te importaría vaciar el lavaplatos? Muchas gracias, lo siento de verdad, gracias...

El mero hecho de ir a trabajar, de poder recuperar una parte de mi identidad, me inspiraba una gratitud patética. Los acontecimientos de los dos años anteriores me habían provocado tal sensación de inseguridad que apenas me reconocía en el espejo. Mi vuelta al trabajo llevó aparejado cierto grado de síndrome del impostor que nunca había sufrido ni he vuelto a sufrir. Aquel era un oficio que (casi siempre) sabía desempeñar. Un trabajo que (casi siempre) se me daba bien. De camino a Oxford me abrochaba los distintivos, me prendía la pinza de la corbata y rezaba para encontrar sitio en el aparcamiento municipal, donde empezaba a escribir correos electrónicos mientras esperaba el autobús. Para cuando llegaba a mi despacho a las ocho de la mañana, mi metamorfosis de mamá a inspectora estaba completa y me sentía como si llevara trabajando una jornada entera.

—Perdón... ¿jefa?

Pegué un bote y me limpié disimuladamente la comisura de los labios, por donde sospechaba que debía de haberme resbalado un hilillo de baba.

—¡Sí! ¡Hola! Perdón. Ya está. Lista.

Nunca me había sentido menos lista.

—¿Estás cansada?

—Sí, supongo que sí. ¡Ja! Bueno, manos a la obra.

Abrí la libreta.

Mi cansancio constaba de varias capas. Por fuera arrastraba el tipo de cansancio que se considera aceptable en el puesto de trabajo. El cansancio de llegar la primera para dar instrucciones a las unidades o el cansancio de quedarme hasta las tantas. Ser policía implicaba estar disponible las veinticuatro horas del día, los siete días de la semana, y ahora, además de mi trabajo diario, era comisaria de orden público y me tocaba ocuparme de la clase de protestas y desórdenes que no se ciñen a un horario de oficina. Era comprensible (incluso esperable, pensaba a veces) que estuviera un poco cansada.

Bajo ese cansancio estaba el agotamiento extremo que tan bien conocen todos los progenitores o cuidadores. No es solo la falta de sueño, sino el ejercicio mental de hacer malabarismos con el cuidado de los niños: el miedo constante a que alguien caiga enfermo; la preocupación sobre la elección del centro escolar o el acoso en el patio de juegos; la planificación diaria de las cenas.

—¿Los niños no duermen bien? —me preguntó el agente.

Sonreí con sorna.

—Ya sabes cómo va. Bueno, ¿qué te parece tu nuevo puesto?

Mis hijos dormían de maravilla. Cerraban los ojos a las siete de la tarde como un reloj y no chistaban hasta pasadas doce horas. Mis patrones de sueño eran otra historia.

La tercera capa de cansancio no era de las que se resuelven con una buena noche de sueño ni con una semana de vacaciones. De hecho, estaba aún más agotada cuando no contaba con la distracción del trabajo.

Estaba cansada porque el miedo y el sentimiento de culpa me impedían dormir, porque leía hasta las tantas por temor a apagar la luz. Estaba cansada porque, cuando dormía, era como si estuviera drogada y algo me arrastrase tan abajo que tenía la sensación de que me estaba ahogando. Me despertaba con la cabeza espesa, como si saliera de la anestesia. Estaba cansada porque estaba de duelo.

La fatiga del duelo se cuela hasta la médula y nos torna más pesados, tanto que el mero gesto de levantar la cabeza nos cuesta un esfuerzo excesivo. Nos lleva a hacer caso omiso de la sed, porque levantarnos a buscar un vaso de agua excede nuestras capacidades. Podríamos dormir veinticuatro horas seguidas y no nos levantaríamos como nuevos, porque no estamos solo cansados, sino que estamos en un proceso de duelo.

Lo peor es que el cansancio exacerba otros síntomas de la pena, como la ansiedad, la depresión, la confusión. Y el ciclo se prolonga.

Pero no hace falta que te lo diga. Tú ya lo sabes.

Como pasa con todos los elementos del duelo, el impacto de la pena sobre el sueño varía de una persona a otra y de un mes a otro. Inmediatamente después de la muerte de Alex, dormía como si mi cuerpo ansiara no volver a despertar. El sueño me acompañaba siempre y me permitía a duras penas llevar a cabo tareas breves y muy básicas antes de volver a arrastrarme a su empalagoso abrazo. Me despertaba agotada, como si de nuevo fuera la hora de acostarse.

El personal de cuidados intensivos, que también trabajaba largas horas y en horarios intempestivos, debía de estar acostumbrado a ver a madres y padres dando cabezadas junto a las incubadoras de sus bebés. Una vez, al despertar, descubrí que me habían tapado con una manta y me habían colocado el abrigo debajo de la cabeza, que estaba apoyada en la silla.

Cuando por fin volvimos a casa con nuestro minúsculo hijo de cuatro meses en brazos, di gracias por el viejo consejo que anima a las mamás a dormir cuando el bebé duerme. Me sumía de buen grado en el olvido del sueño. La línea que separaba el cansancio producido por el duelo y el de ser una madre primeriza se emborronaba.

Si la pena te provoca la necesidad de dormir todo el tiempo, no creo que pase nada. Si necesitas acurrucarte en el sofá seis veces al día, no veo razón para que no lo hagas. La pérdida de un ser querido es un trauma. Si nos estuviéramos recuperando de un accidente horrible (magullados, maltrechos y vivos por los pelos), nadie se extrañaría de que durmiésemos toda la noche y la mitad del día. El sueño es bueno. El sueño es sanador.

A veces tardamos un tiempo en asumir la realidad de la pérdida, y cuando lo hacemos, los síntomas del duelo pueden cambiar. Varios meses después de la muerte de Alex —cuando por fuera parecía estar funcionando con normalidad— dejé de dormir.

Recuerdo cierto momento, cosa de seis meses después de mi boda, en el que asimilé por fin que estaba casada. Había estado pendiente de los preparativos y luego del gran día en sí. Después vinieron la luna de miel, los regalos, las notas de agradecimiento. Mucho más tarde, cuando todos los interesados habían visto las fotos, los preciosos regalos estaban organizados y ya habíamos visitado a amigos y parientes, mi marido y yo nos quedamos solos. Era maravilloso, pero también me provocó una extraña sensación de bajón: aquel era un nuevo estado al que no me había adaptado del todo.

El momento fue muy distinto cuando Alex murió, pero lo reconocí igualmente. La adrenalina del estado de «lucha o huida» se había evaporado y la vorágine de la preocupación se había disipado. Ya no había lasañas en el escalón de la entrada ni tarjetas a través de la puerta. Solo estábamos nosotros y nuestro dolor, y así sería para siempre.

Recuerdo que me invadió una desesperación inmensa, y si esto resuena mínimamente en ti, quiero que sepas que estaba equivocada. Para mi mente embrollada, había mejorado tanto —ya no estaba tirada en el suelo llorando todo el santo día, así que seguro que estaba mejor— que imaginé que mi curva de recuperación se había estabilizado. Eso era todo. Ya no podía aspirar a más. Me quedaba despierta por las noches, mirando la oscuridad y llorando tanto por mi antigua vida como por mi hijo. Debía de dormir, porque tenía pesadillas, pero no es eso lo que recuerdo de aquellos meses. Solo recuerdo haber estado despierta, sollozando calladamente en la penumbra con la sensación de que se me desgarraba el corazón.

Temía los turnos de noche de mi marido. Le enviaba mensajes a las cuatro de la madrugada, mensajes que no decían nada y lo decían todo. Un corazón azul, una ristra de besos, una foto de nuestros hijos.

—¿Va todo bien? —me preguntaba desde el coche patrulla mientras circulaba por alguna parte de Oxfordshire.

—Todo bien —le decía, porque ¿qué podía hacer él?

¿Qué podía hacer nadie?

A medida que fue pasando el tiempo, mi llanto nocturno cesó —del mismo modo que el dolor agudo de una lesión se transforma en un dolor sordo—, pero a esas alturas ya había perdido el hábito de dormir bien. Para cuando mi hijo mayor tuvo seis años y los gemelos cinco, había aprendido a funcionar con unas pocas horas de sueño. No sé si mi rendimiento disminuyó en el trabajo, pero sé que disminuyó en casa. Siempre había sido ambiciosa, pero comprendí que había confundido «tenerlo todo» con sencillamente «hacerlo todo». Y no siempre demasiado bien.

Dejé el cuerpo de policía.

Fue como una segunda pérdida y lloré cuando corté mi carné profesional. Los diccionarios ofrecen distintas definiciones de «duelo», pero la mayoría hacen referencia a la muerte. «Tristeza muy intensa —leemos en el *Cambridge English Dictionary*—, especialmente la vinculada a la muerte de una persona». Otros diccionarios se refieren al «estado de tristeza experimentado como consecuencia de una pérdida o remordimiento». La ruptura de una relación, el final de una amistad, un despido, abandonar una profesión... Todas estas situaciones pueden desencadenar un duelo.

Ya fuera de la policía, seguía usando el trabajo como excusa para no dormir y pasaba largas noches escribiendo mi primera novela o buscando trabajillos para hacer como autónoma. Como mi marido trabajaba por las noches y los niños estaban durmiendo, nadie me animaba a adoptar unas costumbres más saludables. Me quedaba en el escritorio, o en el piso de abajo, delante de la tele, hasta que me pesaba la cabeza, y entonces me quedaba un poco más. Leía hasta que me escocían los ojos y las palabras bailaban en la página no porque quisiera saber cómo seguía la historia, sino porque ya solo sabía dormir cuando estaba agotada.

Durante el día, cuando tenía la mente ocupada, los pensamientos intrusivos no tenían cabida, pero las noches eran otra historia. El silencio me aterraba. El espacio. Aunque en aquel entonces no era consciente de lo que estaba evitando. Más bien consideraba el sueño un mal molesto y necesario: algo que había que soportar en lugar de disfrutar.

—Es una pérdida de tiempo —suspiré.

Había llevado a los niños a Devon, a casa de una

amiga. Los gemelos tendrían siete años por aquel entonces y yo estaba inmersa en mi segunda novela de misterio.

—Imagínate la cantidad de cosas que podríamos hacer si no tuviéramos que dormir.

Mi amiga, que adora acostarse temprano con un montón de libros de cocina y la promesa de ocho gloriosas horas de sueño, chasqueó la lengua.

—Estás completamente equivocada. Gracias al sueño podemos hacer cosas. Mientras dormimos, el cerebro pone las cosas en su sitio; así resolvemos los problemas.

Rechacé su razonamiento y seguí quemando la vela por los dos extremos. Rara vez me iba a dormir antes de la una o las dos de la madrugada; ahuyentaba los pensamientos dolorosos con ruido y ajetreo. Temía las horas de sueño igual que algunas personas temen la mañana del lunes o el final del año fiscal, y posponía la hora de irme a la cama hasta que ya no podía seguir despierta más tiempo. Cuando me despertaba en plena noche, echaba mano del móvil y extinguía cualquier posibilidad de seguir durmiendo con actualizaciones de estado, repartiendo «me gusta» y compartiendo: rellenando hasta el último rincón de mi mente con las pequeñas noticias de los demás. Por las mañanas estaba destrozada, pero no pasaba nada. Tenía la cafeína, tenía el azúcar.

Acostumbrarse a estar agotada no es lo mismo que funcionar bien. El cansancio afecta al estado de ánimo, a la productividad, a la capacidad de procesar pensamientos y de tomar decisiones. Notaba que me estaba abandonando. La pena y el cansancio a menudo se mezclaban con la apatía, hasta que ya no sabía si estaba triste, cansada o sencillamente me daba igual.

En enero me hice el propósito de dejar el teléfono en la planta baja por las noches. Es el único propósito de Año Nuevo que he cumplido, y no exagero si digo que fue un cambio espectacular. Ahora, cuando me despierto por la noche, tengo que enfrentarme a mis pensamientos en lugar de ocupar mi mente con los de otras personas. Comprendí que llevaba años tratando de enterrar lo que tenía en la mente cuando debería haberme dedicado a escucharlo: dejar que mi pena cobrara forma, reconocerla, acogerla... y soltarla.

Como tantas otras cosas, es difícil hacerlo cuando la pérdida está reciente. Aún ahora, cuando estoy de un humor sombrío, prefiero poner la radio o escuchar un audiolibro cuando me voy a la cama a dejar que mi voz interna tome el mando. Durante las peores semanas del insomnio asociado al dolor me hice adicta al parloteo quedo y constante de la teletienda. Nunca compré nada, pero siempre daré gracias por la compañía de los sonrientes presentadores, cuyas suaves transiciones de un producto al siguiente llenaban los resquicios en los que me acechaba la pena para abalanzarse sobre mí.

*

Es sábado por la noche y la cama me llama. Todavía es pronto y echan muchas cosas en la tele, pero mi marido está fuera y casi puedo notar el abrazo de la colcha y la suavidad de la almohada bajo mi cabeza. He hecho algunos cambios, todos menores —nueva ropa de cama, una vela aromática, cestas para los cachivaches—, y mi dormitorio se ha convertido en un refugio dentro de mi casa, donde mis hijos adolescentes dejan tirados los calcetines por las escaleras y van dejando un rastro de migas de la cocina al sofá.

—¿Dejarás salir a los perros? —le pregunto al mayor—. ¿Y apagarás las luces?

—¿Te vas a la cama?

No se lo puede creer. Su tiempo de vigilia ideal es entre mediodía y medianoche; todavía es lo bastante joven para que la idea de acostarse temprano se le antoje un castigo, no un capricho.

—Pues sí.

Me llevo una infusión de hierbas y cojo algo para leer del despacho, donde el montón de libros pendientes crece sin cesar. Me siento un momento en el escritorio y redacto la lista de cosas que tengo que hacer al día siguiente. Si no escribo esa lista, se escribirá ella sola en mi cabeza tan pronto como cierre los ojos para recordarme todo lo que tengo que hacer y lo abrumadora que es la vida.

En la cama leo durante cosa de media hora. Abajo, mis hijos empiezan a asaltar el frigorífico, buscando lo que sea que por lo visto aparece por arte de magia después de la puesta de sol. Me deslizo en las profundidades de mi edredón. Es gloriosamente cómodo —hasta extremos pecaminosos— y me arrastra esa agradable neblina que marca la transición de la vigilia al sueño.

Cuando despierto, sé por instinto que aún no ha amanecido. Hay un ambiente denso, frío. También hay algo más: ruido procedente de una de las habitaciones de los niños en el piso de arriba. Silenciosamente, salgo de la cama y subo la escalera de caracol. Bajo una de las puertas veo una rendija de luz. La empujo.

—¿No puedes dormir?

Unas mejillas sucias de lágrimas brillan en la penumbra.

—¿Quieres hablar?

Niega con la cabeza.

—Es que...

La frase queda en suspenso. Me siento en la cama y le ofrezco el hombro, y nos quedamos sentados en un silencio cálido. Me acuerdo de mis noches después de la muerte de Alex, de todo el tiempo que pasó antes de que pudiera apagar la luz. Me acuerdo de que los sollozos me desgarraban por dentro y que pensaba que nunca terminarían.

«Es que...».

Es que... cuando apagamos la luz, todo se nos viene encima, ¿verdad? El silencio de la habitación contra el que resuena el ruido de nuestras cabezas. Los «¿y si...?» y los «¿y ahora qué?». Problemas que nos parecen abordables, e incluso risibles, a la luz del día alcanzan proporciones inmensas cuando la casa está en silencio y no hay nadie cerca para separarlos en pasos asequibles, para compartir planes y ofrecer abrazos de consuelo. Dormir se torna imposible.

A veces no hay solución. No podemos cambiar las decisiones que tomamos hace años o elegir un camino distinto. No podemos traer de vuelta a nuestros seres queridos. No tenemos más remedio que ceder al llanto del corazón y aceptar que duele. Tenemos que creer que realmente estamos viviendo esa oscuridad profunda que precede al alba y que en el cielo pronto aparecerán franjas rojas y doradas, y el dolor del corazón disminuirá.

A medida que pase el tiempo y la aflicción se vaya suavizando, irás adoptando un patrón de sueño más práctico y predecible. Hasta entonces, acepta que el cansancio es un síntoma frecuente del duelo. Hazle caso. Échate una siesta de dos horas si la necesitas. Duerme cuando el cuerpo quiera dormir. Acepta que tu rutina se ha vuelto más irregular y que incluso cuando duermes, es posible que tengas la sensación de no haber pegado ojo.

Lo normal para todos es que nos vayamos a dormir después del anochecer, pero el duelo no obedece a las reglas sociales, y si duermes mejor por la tarde, acurrúcate al calor del sol. Si las noches se te hacen cuesta arriba a causa de la oscuridad y el silencio, prueba a ver qué pasa si dejas las luces encendidas y la radio puesta. Quédate en casa de una amiga hasta que haya pasado lo peor, o mira una y otra vez tus series favoritas hasta que te las sepas de memoria.

Durante las primeras etapas del duelo se trata de sobrevivir. Tenemos que abrirnos paso por los restos de una vida que ha volado en pedazos y tardaremos un tiempo en encontrar el camino a casa.

Once

Te prometo que encontrarás a alguien que te comprenda

En todos los años posteriores a la muerte de Alex, mis momentos de más soledad han sido cuando estaba rodeada de gente. Es entonces cuando noto la gran diferencia entre las vidas de los demás y la mía, cuando siento la presión de mantener mi dolor en silencio, porque no es el momento adecuado para expresarlo: los demás no lo entenderían.

Cuando el hermano gemelo de Alex tenía tres años, dimos una fiesta. Alquilamos una sala, organizamos juegos y pusimos una mesa con sándwiches y un pastel. No era la primera fiesta de cumpleaños que dábamos, pero sí la primera vez que notaba algo distinto. Habíamos invitado a amigos que no nos conocían cuando Alex murió —que conocían nuestra pérdida de manera anecdótica, no porque la hubieran vivido de cerca—, así que no se les pasó por la cabeza que para mí pudiera ser un día complicado.

Jugué con los niños y repartí globos, sintiéndome todo el tiempo como si estuviera al margen, viendo la vida de otra persona. Quería llorar a mi bebé el día que lo traje a este mundo. Quería mirar sus fotos y acariciar el mechón de su pelo. Quería recordar su olor, su peso en mis brazos. Quería llorar.

En vez de eso había preparado un pastel y envuelto regalos. Ahora estaba encendiendo velas y cantando «Cumpleaños feliz» con una sonrisa forzada en la cara, decidida a ofrecerle a mi hijo el mejor cumpleaños que pudiera. Me aseguré de que el día girara en torno a él, tal como merecía, y todos los invitados hicieron lo mismo.

Por dentro estaba hecha pedazos.

Mientras nuestros invitados se marchaban con sus hijos cansados y cubiertos de chocolate, una amiga me abrazó.

—Un día agridulce, supongo —dijo—, pero al menos tienes a su hermano.

Si hubiera sido solo agridulce... La gente tiene una tendencia curiosa a tratar de mitigar los hechos horribles con algo que te pueda levantar el ánimo y, a pesar de las buenas intenciones, a menudo se equivocan. Es más fácil, supongo, poner una tirita al estilo de «venga, no ha sido nada» que sentarse y decir: «Te ha pasado algo horrible. ¿Cómo estás? ¿Puedo hacer algo por ti?».

«El autobús llega tarde, pero al menos no llueve».

«Tu hijo ha muerto, pero al menos tienes otro».

«¡Gracias a Dios! —le habría dicho, levantando las manos al cielo con un ademán de aleluya—. Tengo tres, así que me quedan dos de repuesto, por si soy tan descuidada de perder otro. ¡Menos mal!».

No lo hice, claro. En su lugar respondí:

—Sí, tengo mucha suerte.

Y la tengo, pero tener otros hijos no hace que sea más fácil perder a uno, igual que tener dos progenitores no mitiga la pérdida cuando uno muere. Amamos a muchas personas a lo largo de la vida y cada una de las pérdidas acarrea su propia devastación.

Añadí una entrada a la lista de tópicos que iba anotando en las últimas hojas de mi diario, un gesto que me parecía más aceptable socialmente que ponerme a gritar. Con el lápiz bien sujeto y la mina astillándose contra la página, dedicaba una nota a cada cliché bienintencionado.

«En cierto sentido, que fuera tan pequeño debe de hacerlo más fácil».

«Al menos ya no sufre».

«Ahora está en un lugar mejor».

Bravo. Bravo. Bravo.

Los más audaces se atrevían a sugerir que había sido «para bien», como si intuyeran el futuro de mi hijo y lo consideraran una perspectiva menos halagüeña que la muerte. Decían cosas como «podría haber sido peor», «la vida sigue» y «no tiene sentido darle vueltas a lo que pudo haber sido». Fuera cual fuese el libro de condolencias del que la gente extraía sus frases, habría que reescribirlo. Una y otra vez tuve que oír que «el sufrimiento de Alex había terminado», que todo «sucede por una razón» y que «lo que no nos mata nos hace más fuertes».

Brutal.

Muchos de esos tópicos no solo son hirientes, sino que no son verdad. Nuestros seres queridos no «han ido a un lugar mejor». El mejor lugar era este, a nuestro lado, y si el mundo no era un lugar feliz para ellos, entonces el mundo debería haber cambiado. Claro que no queríamos que nuestros hijos, nuestros padres, nuestros hermanos, nuestros amigos sufrieran. Pero tampoco queríamos que se murieran.

*

Los tópicos me han llevado a romper amistades. No he vivido separaciones dramáticas, pero el duelo —y la reacción de los demás a este— puede hacer que cambien tus sentimientos hacia las personas. Comprendemos que la vida es demasiado corta para malgastarla con individuos que no nos hacen sentir bien o que minimizan nuestro dolor para paliar su propia incomodidad.

—Venga —me decía una amiga cada vez que empezaba a hundirme—. Vamos a hablar de algo menos deprimente.

Bueno, sería muy agradable, ¿verdad? Poder desconectar la mente para no llorar por dentro incluso cuando estamos sonriendo. Borrar la tristeza del corazón y reemplazarla por gatitos y unicornios. Esa no es nuestra realidad. Nuestra realidad es un dolor que nos acompañará siempre. La pena es una enfermedad crónica debilitante cuyos síntomas van y vienen. No se puede curar, solo gestionar.

Cuando la gente intenta cambiar de tema, rara vez lo hace para animarnos, sino porque les incomoda hablar del dolor. A algunos les resulta aburrido. A muchos, desagradable. Pero ese no es nuestro problema, sino el suyo. ¿Acaso se creen que a quienes sufrimos nos gusta sentirnos como nos sentimos? Daríamos cualquier cosa por librarnos del dolor. Nos encantaría no haber perdido a nuestros seres queridos o —teniendo en cuenta que la muerte es inevitable— haber hecho las paces con la pérdida, para dejar de estar consumidos por el dolor, la culpa y la nostalgia. También es incómodo para nosotros. También es desagradable para nosotros. ¿Y hay algo más aburrido que vivir una vida tan desabrida, tan triste, tan apesadumbrada? La incomodidad de los demás no es nada comparada con la nuestra.

Pero necesitamos hablar de lo que hemos vivido. Hablar de nuestras emociones nos ayuda a procesarlas. Hablar de nuestros seres queridos nos ayuda a mantenerlos vivos en el corazón.

—Busca a un buen psicoterapeuta —me aconsejó el especialista después de la muerte de Alex.

Así que fui obediente y busqué uno, una mujer que tenía dos butacas de piel en el centro de su despacho. Estaban levemente desviadas la una de la otra, con el fin, cabe suponer, de que la situación fuera menos confrontativa, pero igualmente me pareció una disposición incómoda. La psicóloga dejaba largas pausas después de cada una de mis respuestas, esperando a que yo llenara el silencio. Es un antiguo truco (uno que yo había usado con frecuencia en los interrogatorios a los sospechosos cuando estaba en la policía) y reparar en él me hizo sentir degradada. Dejaba que las pausas se alargaran hasta que ella no tenía más remedio que preguntar algo más. Supe instintivamente que no me entendía —no podía entenderme—, de modo que me aferré a mis pensamientos y emociones, como si renunciar a ellos fuera declararme derrotada. Las preguntas de la psicóloga se me antojaban desafíos más que invitaciones, y en vez de abrirme me cerré. Sospecho que sintió tanto alivio como yo cuando decidí dejarlo después de tres sesiones.

Llegué a la conclusión de que la terapia era una pérdida de tiempo y dinero. No me sorprendió el desenlace: las primeras fases del duelo nos parecen tan permanentes que resulta imposible visualizar un momento del futuro en que la pena no nos aplaste. ¿Cómo me iba a ayudar hablar de ello? ¿Cómo me iba a ayudar nada?

—¿Has probado el pilates? —me dijo una amiga cuando le mencioné que no levantaba cabeza.

«No puedo parar de llorar —le había dicho—. Lloro todo el tiempo, sin motivo aparente». Ella ya me había sugerido que me apuntara a un curso de cocina y que me hiciera voluntaria en un teléfono de ayuda, y me había enviado varios artículos sobre el duelo. Era una de esas personas que tienen solución para todo. Algunas veces, ese tipo de persona puede ser de ayuda, pero yo no necesitaba una solución. No en ese momento. Necesitaba que alguien me escuchara. Que me acogiera. Necesitaba que alguien escuchara mis palabras, las sostuviera y reconociera su importancia, que las validara. Alguien que no intentara analizarlas o contradecirme, ofrecerme consejo o sugerir soluciones. Los mejores amigos son aquellos que te preguntan qué pueden hacer para ayudar, igual que harían si sufrieras un dolor físico crónico. «¿Hoy necesitas la silla de ruedas? ¿Mi brazo? Estoy aquí para lo que necesites».

Mi amiga, la que tiene soluciones para todo, no era una mala amiga, solo que no era la clase de amiga que necesitaba en ese momento del duelo. Y lo mismo sucedía con la psicóloga, que no lo hizo mal, aunque opinara otra cosa en su día, pero no era lo que a mí me convenía en ese momento concreto. No estaba preparada para las soluciones.

Cuando hablamos del viaje del duelo, es importante recordar que no todos recorremos la misma ruta ni avanzamos al mismo ritmo. Es posible que quisieras a tu madre tanto como tu hermana, pero tu duelo es tan singular y único como lo fue tu amor por ella. No la querías más ni menos, sino que la querías de manera distinta, y tu hermana y tú vais a necesitar distintos tipos de apoyo. No intentes comparar tu duelo —o tu recuperación— con el de otra persona.

Es propio del ser humano buscar paralelismos en las experiencias, como si lleváramos incorporado un algoritmo informático que predice que «si te gustó aquello, te gustará esto otro».

«¿Te divertiste en Portugal? Ah, pues entonces tienes que ir a Croacia. Te encantará».

«¿Tienes herpes zóster? Pobre... Yo lo tuve una vez y me ingresaron en el hospital».

No es buena idea hacer eso con el duelo.

Nadie sabe cómo te sientes, excepto tú. Tu experiencia es tuya, tu pena es tuya, por más que otros amaran también a tu ser querido. Si soltaran a cinco personas en mitad del océano, cada una se desenvolvería de manera distinta. Una nadaría muy bien. Otra aguantaría mejor que el resto las bajas temperaturas. Tal vez una entrase en pánico y otra estuviera nadando un rato y acabara fatigada. Cada persona tendría una relación distinta con el agua y reaccionaría de manera diferente a la crisis. Comparto mi propio duelo con la esperanza de que te reconozcas en algunas de sus fases y te consuele saber que el horror de las primeras fases llegará a su fin.

Pero no sé cómo te sientes.

Después de la muerte de Alex me apunté a un grupo de ayuda que se reunía en una iglesia cercana. Los grupos pueden ser un recurso excelente para algunas personas y me alegraré mucho por ti si te sirven. Si no son para ti, hay más gente como tú. A mí, ese raudal de dolor colectivo me abrumó y acabé sintiéndome como si me aplastara una avalancha de rocas. Es posible que, al igual que me pasó con la psicóloga o con mi amiga arreglalotodo, no fuera el momento ideal —o no diera con el grupo adecuado—, pero no me sentía capaz de afrontar tantas historias de pérdida. En cambio, encontré consuelo en las conversaciones de tú a tú con personas que estaban viviendo un proceso de duelo. Me sentía especialmente atraída por las que llevaban varios años en el viaje: personas que estaban —comprendo al escribir esto— en el punto en el que yo estoy ahora.

Me hice amiga de una madre del colegio de mis hijos que había dado a luz a un feto muerto unos años antes de conocerla. A veces pasaba por su casa después de la salida del cole y me quedaba en la puerta con los ojos como platos por el esfuerzo que había hecho para no derrumbarme en el parque infantil. Sin motivo, porque sí. Ya sabes cómo va esto.

—¿Te encuentras bien? —me preguntaba, escudriñando mi cara.

Yo negaba con la cabeza sin decir nada y con eso bastaba.

—Voy a preparar té.

Es un alivio inmenso no tener que explicar por qué nos sentimos así, por qué hoy es un día más complicado que cualquier otro. A menudo no hay motivo. Sencillamente nos hemos levantado así. Las amigas que comprenden el duelo no nos compadecen ni cotillean sobre nosotras. No nos tratan como si nos fuéramos a romper, ni evitan nombrar a nuestro ser querido, mientras nosotras estamos desesperadas por mantener vivo su recuerdo. No salpican las conversaciones con tópicos, porque ya los han oído todos. Han sentido esa misma chispa de rabia ante la sugerencia de que «todo fue para bien».

Tal vez pienses que no tenía necesidad de encontrar amigas con las que hablar, ni siquiera una psicóloga, porque ¿quién mejor para hablar que con la única persona capaz de entender a la perfección lo que estaba viviendo? Alguien que había pasado por la misma experiencia, de primera mano, cuyo dolor era tan grande como el mío en todos los desesperados y tormentosos sentidos. Mi marido.

Si tuviera que darte un solo consejo sobre el duelo, sería el siguiente: cuando te estás ahogando, la persona que te puede salvar no es alguien que también se está ahogando.

—Sois como dos personas que tienen la gripe —me dijo una enfermera de cuidados intensivos poco después de que Alex muriera—. No podéis cuidaros el uno al otro si los dos estáis enfermos.

Mi marido y yo estuvimos muy enfermos durante mucho tiempo.

Algunas semanas después de la muerte de Alex, cuando mi marido ya había vuelto cautelosamente al trabajo, tuve uno de los pocos buenos días que experimentaba de vez en cuando. No había pasado nada especial, sencillamente veía un rayo de esperanza, igual que en un día plomizo las nubes se mueven un instante y se cuela un pequeño haz de luz. Me sentía más liviana. Más fuerte. Fui a una librería y me tomé un café. Miré a la gente que iba de acá para allá y no deseé ser ellos. Me sentía bien.

Cuando llegué a casa, mi marido estaba allí y supe,

sin que ninguno de los dos precisara hablar de ello, que sus propias nubes se cernían sobre él. Casi me da vergüenza reconocer que tuve ganas de volver a marcharme. Sabía que al día siguiente —quizá al cabo de pocas horas— volvería a internarme en la oscuridad, pero de momento notaba el calor del sol y deseaba con toda mi alma conservar esa sensación.

Poco después de dejar la policía probé la terapia de nuevo. Dormía mal y de vez en cuando me asaltaban ataques de llanto que me dejaban exhausta. El médico me diagnosticó un trastorno de estrés postraumático y me derivó a una psicóloga cuya oficina estaba en lo alto de una escalera angosta. La consulta era clara y despejada, más desorganizada que el despacho de la primera mujer, pero las butacas estaban colocadas en el mismo ángulo exacto. Página uno del manual del psicoterapeuta, quizá.

Me cayó bien al instante. Se lo conté todo, y mientras lo hacía, me di cuenta de que estaba mucho mejor que hacía unos años. Era mucho más fuerte. Lloré mientras le revelaba la decisión que habíamos tomado, los últimos momentos con nuestro hijo, pero aún podía respirar. No me derrumbé. Cuando la psicóloga me hacía preguntas, no me forzaba con pausas cargadas, aunque quizá no le hiciera falta, ya que yo respondía con libertad. Y cuando la hora llegó a su fin, me marché sintiéndome más liviana. La psicóloga no me había ofrecido soluciones rápidas —no hay soluciones rápidas para la pena—, pero me fui pertrechada con estrategias para afrontar los súbitos arranques de dolor que a menudo me pillaban desprevenida. Algunas me funcionaron y otras no. Los expertos nos pueden ayudar a reunir un kit de herramientas para la pena, pero solo nosotros podemos ponerlas en práctica y averiguar lo que nos va mejor.

Muchos años más tarde estaba hablando con mi hermana sobre lo que había acabado por considerar mi zona de desconexión: los años en los que me sentí separada del mundo.

—Me sentía muy sola —le confesé—. Todo el mundo dejó de llamar. Nadie nos preguntaba cómo estábamos.

—Lo intentamos. —Arrugas de tristeza surcaban su cara—. Lo intentamos, pero no nos dejabais entrar.

Es verdad.

No me di cuenta en aquel entonces, pero ahora vuelvo la vista atrás y recuerdo las veces en que mi familia me preguntaba cómo estaba y yo les decía que estaba bien, en que mis amigos nos preguntaban si podían venir a vernos y yo les decía que estaba ocupada. La pena me volvió solitaria, pero quizá yo misma me sumí aún más en la soledad.

*

Cuando la vida me supera y el pasado amenaza con irrumpir en la paz del presente, salgo a dar un paseo. Estaba en una de esas salidas cuando vi un árbol atravesado en el camino. Si recorres el bosque por los alrededores de Chipping Norton, podrás verlo tú mismo. El árbol debió de caer hace muchos, muchos años: el terreno se ha asentado y la tierra se ha acumulado alrededor de la base.

Si hubiera estado solo en el campo cuando cayó, se habría estrellado contra el suelo y habría muerto. Pero este árbol creció en un bosque. Estaba rodeado de árboles —algunos más pequeños, otros más grandes— y cuando cayó, quedó atrapado en sus ramas. Las raíces salieron de la tierra: terminaciones nerviosas expuestas y vulnerables, secas y muertas. Pero en la tierra permanecieron las suficientes para mantener vivo al árbol. Descansa en los brazos de los demás, que han impedido calladamente que cayera al suelo. Lo rescataron. Y todavía lo hacen.

La inclinación de ese enorme tronco es absurda. Está tirado en el camino como un borracho empeñado en su autodestrucción. Un árbol no puede crecer en ese ángulo, ¿verdad? Pero muy despacio, con sumo tiento, a lo largo de los meses y los años, las ramas aprendieron a adaptarse. Cambiaron el gesto, se retorcieron hacia arriba y se abrieron camino hacia el cielo.

Y el árbol sigue creciendo. No aspira a parecer normal, sino que se recuesta en los demás y encuentra una manera de vivir, de respirar y de crecer.

Eso es lo que hacen las personas que nos apoyan. No siempre las encontramos enseguida y no siempre estarán en el lugar en el que en teoría deberían estar. Pero te prometo que están ahí. Tal vez las encontremos en la familia, en grupos de centros comunitarios o en la consulta de un psicólogo. Podrían ser viejos amigos o prácticamente desconocidos. Puede que guarden silencio o puede que verbalicen su apoyo, que este sea de tipo práctico o emocional. Podríamos encontrarlos de inmediato, cuando todavía seguimos en pie, o cuando empecemos a caer.

Sea como sea, están ahí para sostenernos, si les dejamos.

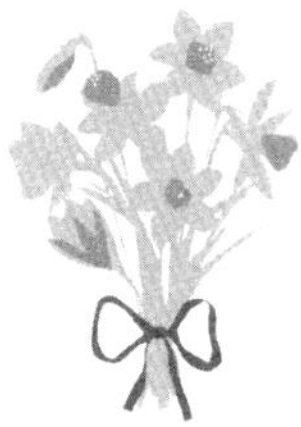

Doce

Te prometo que la felicidad de otra persona no siempre te quitará el aliento

Hacia el final de mi carrera profesional en el cuerpo de policía, tenía un despacho en una comisaría con mucho ajetreo. Estaba a unos minutos de distancia de la cantina y yo escogía un camino desde mi despacho que alargaba aún más el trayecto. Hacerlo me robaba unos minutos valiosos de una jornada cargada de trabajo, pero gracias a eso evitaba pasar por delante de La Fotografía.

Un día, una colega y yo decidimos ir a tomar un café y pensé que quedaría raro sugerirle que tomáramos la ruta larga. La Fotografía estaba tomada en un estudio blanco y luminoso, como era habitual en aquel entonces. Ocho por seis, en un marco barato, estaba plantada en un escritorio, radiante entre montones de papeles y tazas con restos de té. En la foto aparecían un padre y una madre en el suelo. Los niños estaban amontonados encima de ellos, riendo a carcajadas con las cabezas echadas hacia atrás. Vaqueros azules, pies descalzos, impecables camisetas blancas. La Fotografía emanaba alegría a raudales en cada píxel.

La familia de esa foto se burlaba de mí. Me miraban a los ojos, complacidos con su dicha, con la mutua compañía. Los odiaba. Odiaba a los padres, al preadolescente, al bebé. Odiaba al bebé. Odiaba su felicidad, su despreocupación por el mundo, sus atuendos idénticos. Imaginaba sus vidas como una fotografía sobresaturada: siempre con vaqueros azules y camisetas blancas, siempre riendo, siempre haciendo bromas. A ellos no les apuñalaba el dolor cuando posaban para una fotografía; allí no había un brazo vacío en torno a un niño ausente. No había un trasfondo de culpa bajo sus efímeros momentos de felicidad, porque la pena es un ladrón que les roba la pureza incluso a esos instantes.

Según nos acercábamos al escritorio, me quedé mirando la foto. Parecía puesta allí solo para mí, en el ángulo exacto. ¿Y por qué la gente ponía fotos de su familia en los escritorios? ¿Tan despistados eran que necesitaban recordatorios visuales? Era exhibicionismo puro y duro. «Mi familia es mejor que la tuya. Mira qué felices son mis hijos. Mira qué vivos están».

El propietario del escritorio me miró con curiosidad. Le conocía lo suficiente como para intercambiar un saludo al pasar. Desde luego, no lo suficiente para quedarme mirando a los ocupantes del marco de una foto como si estuviera jugando a buscar las siete diferencias.

—Una foto preciosa —conseguí decir.

Me mordí el carrillo hasta que noté un sabor metálico.

He descubierto que el duelo tiene breves momentos compasivos. Otros son traicioneros y están muy enraizados, como esa enredadera que nunca desaparece del jardín por más que la arranques. La amargura era mi enredadera. La notaba físicamente: una marea caliente y furiosa. La piel se me tensaba como si apenas pudiera contener lo que llevaba dentro, como si fuera a reventar y mi amargura fuera a salir a borbotones.

No le deseaba ningún mal a nadie, pero tampoco le deseaba ningún bien. Mi resentimiento no tenía límites y, al parecer, también carecía de lógica. Había perdido a un hijo. Por tanto, era comprensible que tuviera dificultades para gestionar los anuncios de embarazos y de nacimientos, pero es que a mí (siempre tan aplicada) también me atormentaban cada boda, cada graduación, cada cambio de trabajo y cada mudanza. Consideraba la felicidad de los demás inversamente proporcional a mi propia desdicha, y algunos días, mi estado mental dependía de la frecuencia con la que alguien reía en mi presencia. Solo estaba tranquila si los demás tenían dificultades, si eran tan infelices como yo.

No sé decirte si todo eso es normal —no soy experta en la materia y este no es ese tipo de libro—, pero sí sé que fue mi normalidad durante mucho tiempo. Y no es el tipo de conversación que una pueda mantener fácilmente con las amigas («Eh, ¿te acuerdas del día que te ascendieron? Pues rompí un plato fingiendo que eras tú, ja, ja»), así que sería peligrosamente fácil imaginar que era la única persona que sentía eso. Sin embargo, la experiencia me ha enseñado que nunca somos tan especiales como creemos ser, de modo que, si te reconoces en esta descripción, pienso que tenemos derecho a considerarnos normales.

No te sorprenderá saber que las redes sociales no me hacían muy feliz en aquella época. Facebook es un torrente imparable de vanagloria, con sus galerías de momentos alegres y familias felices. Los avisos automáticos nos animan a celebrar en público el Día de la Madre, el Día de San Valentín o el Día del Padre. Es una plataforma creada para compartir felicidad, y cada vez que me conectaba me hundía un poco más en el dolor.

«¡Unas fotos preciosas! —comentaba—. ¡Lo habréis pasado en grande!». Los signos de exclamación, siempre los signos de exclamación, tratando de compensar mi amargura con ese risueño entusiasmo. Eran unas fotos preciosas y seguro que lo habían pasado en grande, y me alegraba —de veras que sí— de que las vidas de mis amigos fueran tan perfectas. Pero en el fondo de mi corazón, que es donde en realidad importa, algo se hacía pedazos.

Sospecho que es más fácil ser una persona desagradable cuando no tienes ni idea de que lo eres. Hay individuos que van por la vida repartiendo amargura a mansalva sin tener ni idea de que sus palabras están cargadas de bilis, y no tienen problemas de conciencia porque, para ellos, ser una persona horrible es tan natural que ni siquiera se plantean otra posibilidad.

Pero yo sí era consciente. Me estaba pudriendo por dentro y lo sabía.

Si lo estás experimentando, tú también lo sabes. Deslizas el dedo sobre las fotografías de un día especial de una amiga (o, si eres como yo, buscas en las redes sociales los contenidos de desconocidos felices para torturarte un poco más) y notas cómo se te pudre el alma.

Es una manera horrible de vivir, y seguí así durante más tiempo del que nadie que me conocía podía imaginar. Era una persona amargada, envidiosa y desagradable. Odiaba la felicidad ajena, pero me odiaba más a mí misma. El dolor había despertado una acritud en mí de la que no me creía capaz y no sabía cómo librarme de ella.

Como tantos otros aspectos del duelo, mi proceso hasta poder aceptar la buena estrella de los demás se ha producido en varias etapas. Durante mucho tiempo, mi amargura fue indiscriminada. Los logros de los demás me estrujaban las entrañas tanto si guardaban alguna relación con mi vida como si no. Que una amiga ganara un torneo de tenis se me antojaba un ataque personal, aunque a mí nunca me hubiera interesado aprender a jugar. Que dos amigas se rieran juntas en una cafetería me provocaba una corriente de tristeza, aunque hubiera elegido estar sola ese día. Una editorial iba a publicar mi primera novela —algo con lo que llevaba soñando desde que era niña— y, sin embargo, no podía librarme de la envidia que me inspiraba la felicidad ajena. Tuve que silenciar el vídeo que envió una conocida de la policía en el que celebraba su ascenso porque la amargura me reconcomía. Dejar el cuerpo había sido decisión mía. Así pues, ¿por qué me molestaba el éxito de alguien que había optado por quedarse? ¿Porque ella había sido capaz de compaginarlo todo y yo no?

Podría parecer evidente que las vacaciones de ensueño de una persona no guardan relación con la tristeza de otra, pero, según mi experiencia, se trata de una lección difícil de aprender. Los seres humanos estamos programados para la equidad, y cuando un ser querido muere, el mundo se desequilibra. ¿Por qué nosotros? ¿Por qué solo nosotros? ¿Por qué otros vuelan cuando nosotros estamos cayendo?

Hice lo que hago siempre: fingir que todo iba bien.

Se trata de un enfoque sumamente problemático, sobre todo si te lleva, como me ha llevado a mí tantas veces, a guardártelo todo tan adentro que al final te rompes. Pero hay algo fundamental que debes saber sobre el recurso de fingir. En el ámbito laboral nos dicen que «nos vistamos para el empleo que nos gustaría tener», por cómo afecta a la psicología tanto del entrevistado como del evaluador. De manera parecida, la idea de «sé la persona que te gustaría ser» no solo me ha ayudado a conservar (relativamente) la cordura, sino que ha disuelto poco a poco mi amargura.

A diario me obligaba a mí misma a decir algo agradable. Felicitaba a mis amigos por sus éxitos profesionales, por sus vacaciones de ensueño y, sí, incluso por sus partidos de tenis. Sonreía a los bebés, a las amigas que se reían, a las familias que disfrutaban del sol. Lentamente, la desconexión entre mis palabras y lo que sentía por dentro empezó a disminuir. Empecé a decirlo de corazón.

A veces echo un vistazo a aquellos primeros días en mis redes sociales, cuando los niños eran bebés. Publiqué cientos de fotografías. Han aparecido en las cuentas de personas que conozco bien y no tan bien, cosechando corazoncitos y comentarios que me gusta fingir que no importan. Solo yo conozco la verdadera historia detrás de los filtros. Solo yo recuerdo que me tambaleaba de pena, ansiedad y depresión. Miro una foto hecha en un parque natural, cuando el ahogo que sentía era tan grande que tuve que aferrarme a la barandilla de los pingüinos para seguir en pie; la fotografía que publiqué de una fiesta en la que los niños posaron por orden de altura y yo solo podía ver al que no estaba ahí. Voy pasando fotos de una década de celebraciones de cumpleaños y Navidades, de salidas con amigas, cuando lo único que me apetecía era acurrucarme en casa a llorar.

En todas esas fotos estaba sonriendo.

Podemos esconder tantas cosas detrás de una sonrisa... Es fácil olvidar, cuando el dolor te atenaza, que la vida de nadie es perfecta. La vida de nadie está llena de risas de principio a fin, los días de nadie están libres de penas, preocupaciones o miedos. Sacamos fotografías de los días felices porque necesitamos preservarlos, porque sabemos que necesitaremos volver a ellos cuando no tengamos fuerzas para esbozar una sonrisa. La máscara de alegría que nos ponemos para una foto representa cómo queremos sentirnos —cómo queremos recordar que nos sentíamos—, no cómo nos sentimos en realidad.

Cuando la felicidad de alguien te quite el aliento por los motivos equivocados, recuérdate que estás viendo una sola página de su vida, no toda la historia. Una imagen vale más que mil palabras, pero hay muchas maneras de interpretarla.

No eres una persona horrible. La amargura que sientes no eres tú. Es una pátina que nace de la pena y se irá desvaneciendo poco a poco hasta desaparecer del todo.

Tus amigos seguirán compartiendo sus buenas noticias y tu seguirás diciéndoles apretando los dientes cuánto te alegras por ellos, y todo el tiempo te sentirás vacío por dentro de dolor. Y un día te darás cuenta de que ya no aprietas los puños con rabia, de que tus uñas ya no dejan marcas de angustia en las palmas de tus manos. Descubrirás que, al oír las novedades de tus amigos, tu primer pensamiento no ha sido para lo que has perdido, sino para lo que ellos han ganado.

Todas las personas que has conocido alguna vez podrían encontrar la felicidad y eso no disminuirá tus posibilidades de que te pase lo mismo.

Lo sabes, ¿verdad?

Podrían estar hundidos en la miseria y eso no haría que te sintieras menos desgraciado.

La felicidad no es un juego de suma cero: no depende de la fortuna de los demás.

Cuando alguien muere, el problema no es solo que nos duela saber de la felicidad ajena, sino también que somos incapaces de contrarrestar la noticia con nuestra propia nota alegre. Los pequeños placeres que nos pudiera aportar nuestra antigua vida carecen de sentido cuando los colocamos sobre el telón de fondo de la pena actual. ¿Que el cerezo está rebosante de flores? Pues qué bien. Solo es un árbol. ¿Tienes una semana libre? ¿Y por qué te vas a alegrar, si eso solo significa más tiempo que llenar con tu tristeza?

Ya sabes lo que voy a decir, ¿verdad?

Poco a poco será más fácil.

Volverá a haber buenas noticias, cosas que llenarán de alegría tu corazón. Te lo prometo. No tendrás la misma sensación que antes de que se te rompiera el alma, pero no por las razones que piensas.

La diferencia estará en la manera que tendrás de compartir esas noticias.

Dudarás antes de descolgar el teléfono para contarlas o antes de compartirlas en internet. Te preguntarás si es el momento apropiado o si has escogido a la persona adecuada para contarlas. ¿Cómo les va la vida? ¿Quizá es mejor esperar?

La pérdida engendra amargura, pero también genera compasión y, cuando la una se ha agotado, la otra permanece. El duelo no te convierte en una persona horrible, sino en una buena persona.

*

A pesar de mis buenas intenciones, nunca he superado del todo mi afición a las redes sociales. Justifico mi presencia en numerosas plataformas alegando que es una actividad necesaria para mi trabajo, que es agradable estar en contacto con amigos que viven en la otra punta del mundo. Reviso mis publicaciones mientras tomo una taza de té, mirando fotos de vacaciones y abriendo los ojos al descubrir que esa persona que acabo de conocer, en apariencia simpática, es una fascista consumada. «Dejar de seguir».

Una amiga está celebrando un nuevo nacimiento. Ahora estoy en esa etapa de la vida en la que —aunque mis hijos, gracias a Dios, aún no están listos para procrear— mis amigas empiezan a tener nietos, y este nuevo bebé es el primero de esa generación. Está arrugadita y rosa, acurrucada en los brazos de su madre, que se recuesta en una piscina hinchable para partos, exhausta y llena de felicidad. El bebé ha nacido en casa, según leo, en un parto de pocas horas. Una comadrona para acompañarla, aceites esenciales, música de fondo. «Una experiencia hermosa», dice la publicación. Pienso un momento en mis propios partos, tan traumáticos —la sala de urgencias, las habitaciones llenas de gente, el parpadeo de las luces del techo mientras los médicos empujaban mi camilla al quirófano—, pero no hay ninguna relación entre los dos. Escribo un mensaje: «Es preciosa, ¡felicidades! Cuánto me alegro de que tuvieran el parto que querían». Y lo digo en serio.

Cambio a Twitter para mi última dosis antes de apurar el té. Ahí mis publicaciones son menos personales y más profesionales, dirigidas a escritores, editores, lectores y críticos. Una escritora que conozco bien ha ganado un premio para el que no me han tenido en cuenta y, mucho menos, nominado. Leo su emocionada publicación y espero el fogonazo de envidia que antes era omnipresente.

Descubro que estoy frunciendo el ceño.

Aquí está. Como un viejo amigo.

Oye, yo nunca dije que fuera perfecta...

Trece

Te prometo que los aniversarios
no siempre te romperán el alma

Empecé a incubar los síntomas de aquel primer aniversario del 10 de diciembre en septiembre. Según empezaban a caer las hojas, me sentía como si cualquier progreso que hubiera hecho a lo largo de los meses transcurridos se hubiera revertido. Ahí estaba, justo donde había empezado: sumida en la más absoluta desesperación. La Noche de las Hogueras, el 5 de noviembre —el cumpleaños de los gemelos—, ya no quería salir de casa. El aniversario del 10 de diciembre se erguía ante mí tan sólido y opresivo como una cordillera que no tenía esperanzas de cruzar.

El día del aniversario visitamos la tumba de Alex. Estaba embarazada de seis meses e inundada de hormonas en ebullición. Pensándolo en retrospectiva, no fue buena idea, pues me resultó más traumático que reconfortante, pero pienso que tardamos un tiempo en averiguar cómo queremos pasar esos días significativos. Me alegré cuando todo terminó, y al día siguiente desperté con una enorme sensación de alivio.

El mismo patrón se repitió los años siguientes: un temor creciente a lo largo del otoño y alivio una vez pasado el 10 de diciembre. El día del aniversario siempre me tomaba el día libre. Lo hacía para proteger a los demás tanto como a mí misma, consciente de que lo más mínimo podía desbordarme. Me preocupaba la posibilidad de reaccionar a un comentario inoportuno con lágrimas o con rabia, o con un comentario aún peor.

Me habría gustado poder cogerme un permiso aún más largo en el trabajo: del 5 de noviembre al 10 de diciembre. Durante las cinco semanas transcurridas entre el día del nacimiento de Alex y la fecha de su muerte me sentía como en el limbo, del mismo modo que habíamos vivido en una especie de limbo cuando estaba vivo. «Tal día como hoy, hace cuatro años —pensaba—, estaba vivo». No podía bajar la guardia, como si esforzándome lo suficiente pudiera detener lo que venía después. Cada año aguantaba hasta el 5 de noviembre. Ese día no solo era el cumpleaños de Alex, sino también, como es obvio, el de su hermano gemelo, y nada podía ensombrecer las celebraciones. El espectro no visitaría su fiesta.

Pero después...

Una vez abiertos los regalos, sopladas las velas y disfrutado el pastel... «Ahora —pensaba yo—. Ahora empiezan esas cinco semanas de horror».

Los días siguientes eran insoportables. Durante el resto del año, los intervalos entre días malos iban siendo considerablemente más largos, hasta que la pena ya no era el telón de fondo de mis días, sino solo una cortina casi siempre recogida a un lado. En cambio, durante las cinco semanas que iban del 5 de noviembre al 10 de diciembre, la pena me envolvía con toda la intensidad de aquellos primeros días. No hacía planes, pues sabía que sería incapaz de ver a nadie, que me limitaría a esperar el paso de los días, desesperada por llegar al 11 de diciembre. No había una razón lógica que justificase mi temor a esas semanas, pero ya sabemos que la tristeza a menudo carece de lógica.

Hay muchas personas a mi alrededor que recuerdan la fecha de la muerte de Alex. Ahora menos que al principio, quizá, pero es lo esperable. Las ondas son menores cuanto más se alejan de la piedra. No obstante, el 10 de diciembre de todos los años recibo mensajes.

«Pienso en ti».

«Te quiero».

«Espero que estés bien».

Una amiga que no conoció a Alex, pero que sabe muy bien lo que es perder a un hijo, me envía un mensaje de texto cada año sin falta. Espero que todos sepan lo mucho que sus palabras significan para mí.

Cinco años después de la muerte de Alex, a mediados de noviembre, descubrí algo extraordinario. Me sentía bien. Ni llorosa ni depresiva; ni enfadada ni desesperada. Estaba... normal. He vencido, pensé, algo que debería haber considerado la primera señal de alarma. El duelo no es algo que se pueda combatir. Cuando mis amigas íntimas me preguntaban cómo estaba, les respondía: «¡Lo llevo superbién!».

—Creo que este año estaré bien —comenté, en referencia al propio aniversario. Sabía que la anticipación siempre era peor que el propio día.

—¿Quieres que me tome el día libre? —me preguntó mi marido.

Sonreí.

—No, todo irá bien.

Me sentía orgullosa de mí misma. Aliviada de que lo más horrible hubiera quedado atrás.

El 10 de diciembre me levanté con el estómago pesado, como si estuviera incubando un virus. Llevé a los niños al colegio. Me sentía ajena a todo, como sentada en el fondo de una piscina. Para cuando volví a casa, mi respiración se había tornado superficial y rápida, y me hice un ovillo en un rincón de la sala. Necesitaba apoyarme en tantas superficies como fuera posible. Me eché a llorar y no podía parar, sollozos de angustia que me sacudían todo el cuerpo hasta quitarme la respiración.

Dos horas más tarde, seguía allí. Tenía los ojos tan hinchados que apenas podía abrirlos y la nariz tan tapada que los pañuelos no me servían de nada. Cuando tragaba saliva, notaba chasquidos en los oídos. No hay el más mínimo glamur en la pena.

«¿Qué tal estás?». Un mensaje de una amiga. Había estado mirando fotografías de Alex y reprochándome de nuevo no haber hecho más. ¿Por qué solo tenía una fotografía con él en brazos? ¿Y ni una sola foto mía con los dos niños? ¿Por qué siempre pensamos que tendremos más tiempo?

«Bien... —empecé a escribir, pero me detuve—. No muy bien, la verdad».

«¿Me paso a verte?».

No respondí. Nunca se me ha dado bien aceptar

ayuda y esto... esto era patético, ¿no? Llorar y gritar años después de la muerte de mi hijo, cuando ninguna de esas cosas me lo iba a devolver ni me ayudaría a mejorar. ¿De qué me iba a servir la compañía de mi amiga? Nada de lo que hiciera me ayudaría.

Mi amiga vino de todos modos. Golpeó la puerta suavemente con los nudillos y me envolvió en un abrazo, fingiendo no darse cuenta de que le manchaba el hombro con el estropicio de mi cara. Puso flores frescas en un jarrón y abrió una enorme tableta de chocolate al mismo tiempo que me lavaba la cara con agua fría y me ayudaba a sonarme una y otra vez.

Cuando tuvo el té preparado, nos sentamos a la mesa de la cocina. Me contó un cotilleo jugoso; me puso al día de lo que estaba haciendo en el trabajo. Miramos las casas que estaban a la venta en el pueblo y comentamos si una cocina más grande era mejor que una casa con garaje.

No hablamos de Alex ni una vez.

Eso es lo más curioso del duelo: a veces necesitas hablar y a veces solamente necesitas que alguien entienda cómo te sientes. Que alguien esté a tu lado esperando tu señal. Al recordar todos los 10 de diciembre que he vivido desde que Alex falleció, ante todo me acuerdo de esas personas. De la amiga que me regaló un rosal amarillo para que lo plantara y me consolara cada año. De las personas que, además de felicitarme el cumpleaños de mi hijo, se acordaban de mencionar a su hermano.

Esos días complicados —los que podemos predecir, las fechas señaladas— no se limitan a la fecha en la que nuestro ser querido murió. Incluyen cumpleaños y Navidades, aniversarios de boda o el día del primer beso. Cada mes de septiembre dejo de mirar las redes sociales hasta que las fotos de la vuelta al cole han terminado. No importa que tenga tres hijos vestidos de uniforme, pues siempre recordaré al que no vivió para llevarlo.

Sí, cada mes de septiembre. Aún ahora. Te he prometido que sería sincera, y aunque te he asegurado una y otra vez que con el paso del tiempo vas a sanar, toda herida deja una cicatriz. Ahora sé que el otoño ya no anuncia una temporada de miedo y que la Navidad vuelve a ser un acontecimiento feliz. Pero también soy consciente de las fechas futuras en las que me encerraré en una habitación tranquila y lloraré por mi niño. El día que habría cumplido dieciocho años. Los veintiuno. El traslado a la universidad, con la tostadora y el edredón a cuestas. Mientras escribo esto, mientras pienso en esos hitos vitales, estoy llorando con una intensidad que rara vez me asalta ya. Es tan injusto, ¿verdad? Este dolor que aprendemos a sobrellevar tan bien y durante tanto tiempo a veces tiene que salir.

Los aniversarios son duros, muy duros. Pueden recordarnos de la manera más cruel que llevamos otro año más de duelo, otro año que no hemos pasado junto a esa persona que tanto amábamos. A veces nos sentimos como si estuviéramos a bordo de un tren, alejándonos de alguien a quien no quisiéramos dejar atrás, aterrados de que ese puntito a lo lejos acabe por desaparecer del todo. «No me puedo creer que ya hayan pasado tres años», dice la gente. «Cinco años». «Siete». «Quince». Ellos —y nosotros— se han perdido tantas cosas...

Por duros que sean los aniversarios, creo que nos ayudan en el proceso de sanación. Llega un momento en que superamos la fase aguda del duelo y empezamos a funcionar mejor, pero no hemos dejado de sufrir. Los aniversarios permiten que aflore la pena y nos ayudan a liberar una parte de la tensión de la que quizá no somos conscientes. Nos dan permiso para concentrarnos en el dolor y nos ofrecen una excusa socialmente aceptable para estar tristes. Podemos decirles a los demás: «Esta semana es muy dura para mí: mi madre habría cumplido setenta años», y ellos saben que deben darnos nuestro espacio.

El dolor agudo de los aniversarios se disipará. Puedes señalarlos de la manera que te parezca mejor y durante tanto tiempo como necesites —o quieras— señalarlos. Si necesitas quedarte en casa y llorar —ver fotos o el vídeo de tu boda una y otra vez—, deberías hacerlo. Los aniversarios son las ocasiones en las que muchos de nosotros nos sentimos más conectados con nuestro dolor, pero también está bien si prefieres pasar de puntillas por esas fechas: comportarte como si fueran un día más.

Con el tiempo, cada aniversario que pasa deja de ser una marca del tiempo que lleváis separados para convertirse en una medición de los progresos que has hecho. De lo fuerte que eres.

A algunas personas les consuela convertir esos momentos clave —ya sean aniversarios, cumpleaños o alguna otra fecha significativa— en algo positivo. No creo que se pueda forzar, y no deberías sentirte obligado a celebrar la vida de alguien cuando aún estás lidiando con su muerte, pero tal vez quieras idear pequeños gestos para aportar color a esos días difíciles. Una amiga mía señala el aniversario de bodas de sus difuntos padres usando su precioso juego de té de porcelana. Otra prepara el pastel favorito de su marido. Podrías dar un paseo, encender una vela o salir a comer. La única precaución que deberías tomar, en mi opinión, es no instaurar tradiciones que no puedas sostener. Reunir a toda la familia el día del cumpleaños de tu padre es maravilloso hasta que alguien no está y el día se convierte en otra pérdida en lugar de una celebración.

El año después de aquel horrible comienzo en falso, cuando pensé que lo había superado (como si fuera posible superarlo), decidí que necesitaba una distracción. Algo pequeño pero significativo, tranquilo aunque no silencioso. Mi marido habría vuelto a casa del trabajo, pero yo no soportaba la idea de salir a comer, de ver el dolor en sus ojos que sé que sería un reflejo del mío, de tratar de entablar conversación cuando lo único que queríamos decir era: «¿Por qué? ¿Por qué sucedió eso? ¿Por qué aún nos duele tanto?».

—Decoraremos el árbol —anuncié mientras desayunábamos.

Las tiendas estaban repletas de regalos de Navidad y decoraciones brillantes. Enormes carteles junto a la carretera nos animaban a «¡encargar nuestro pavo de corral!» y «¡escoger nuestro propio árbol!».

—Faltan dos semanas para Navidad —dijo mi marido.

Su reticencia a poner el árbol antes de tiempo era en gran parte culpa mía, una herencia de mis tradiciones de infancia. Los adornos de Navidad no se ponían hasta el 16 de diciembre, el día después del cumpleaños de mi hermana pequeña.

—Me gustaría mucho hacerlo hoy —le dije—. El Día de Alex. —Así lo había anotado en mi diario, por miedo a olvidarlo de algún modo y programar algo complicado, emotivo o insultantemente prosaico. «El Día de Alex».

Me gustaría decirte que pusimos rumbo a una montaña nevada, nos cogimos de la mano y paseamos por un bosque alpino. Que me calenté las manos con una taza de chocolate caliente mientras mi marido empuñaba el hacha y talaba el árbol que habíamos escogido. Que mis manoplas hacían juego con mi gorro y que nos reímos mientras intentábamos atar el árbol al techo del coche, ridículamente pequeño.

La realidad es que fuimos al centro de jardinería. Me parece que discutimos («¿qué quieres decir con "demasiado grande"?»). Volvimos a casa con el árbol embutido en el coche (demasiado pequeño) y pasamos el resto del día tratando de colocarlo recto y preguntándonos si quedaría alguna aguja en él para Navidad, teniendo en cuenta la cantidad que había ya en la moqueta.

Esa noche, cuando los niños ya habían cenado y se habían puesto el pijama, con las cortinas echadas contra el frío, los cinco decoramos el árbol. El coro del King's College cantaba los villancicos que mi padre ponía siempre en Navidad y yo contuve mi tendencia a la perfección en favor del anárquico despliegue de cachivaches que la pequeña pero ruidosa mayoría prefería. Cuando hubimos colgado hasta la última guirnalda y chuchería, mi marido se subió a hombros a mi hijo mayor para que pusiera la estrella en la punta del árbol.

Pensé en Alex, como es natural, porque él también debería haber estado allí. Y claro que estaba triste, pero es imposible no sentir alegría cuando tres niños emocionados se envuelven en espumillón y lanzan exclamaciones cada vez que sacan una bola brillante. Qué afortunada era de estar allí para disfrutar ese día.

El Día de Alex se convirtió en el Día del Árbol: un día en el que toda la familia hacía algo unida (un lujo desde que entramos en la adolescencia). Ahora, en lugar de inspirarme temor, ese día se ha convertido en un glorioso punto de luz en mi agenda. Durante el año, de vez en cuando, encuentro un adorno en una tienda de regalos y, mientras lo llevo a la caja, siento algo más parecido al amor que a la pérdida.

*

Estamos en diciembre, quince años después de la muerte de Alex. No hemos ido al centro de jardinería, porque un artículo que leí en *The Guardian* me convenció de que un árbol artificial (si lo usas muchos años) es mejor para el medio ambiente. Odio en secreto ese árbol de forma perfecta. Espero que, al sacarlo del garaje, descubramos que los ratones lo han roído y tengamos que salir deprisa y corriendo a comprar un árbol de verdad que se incline precario contra la ventana en voladizo y que haya perdido todas las agujas para cuando acabe el día de Navidad.

Este año, el Día del Árbol... no me pilla demasiado bien. Voy retrasada con un libro que le tengo que entregar a mi editora ese día y mi marido estará fuera por la noche. Mis dos hijos tienen entrenamiento de rugby a las seis y mi hija llegará tarde del colegio.

—No hace falta que decoremos el árbol el viernes —digo. Mis hijos están desayunando y yo estoy recostada contra el horno, el único sitio caliente de toda la casa—. Podríamos hacerlo el sábado.

—Supongo. —Mi hija se encoge de hombros a la vez que se levanta del taburete.

—O dejarlo casi terminado el jueves.

Siempre he procurado no influir en los sentimientos de mis hijos sobre la muerte de su hermano. El Día del Árbol es importante para mí, pero no tiene por qué ser importante para ellos.

—Y luego —continúo, pensando en voz alta—, el viernes, podemos poner la estrella.

—No. —Es el hermano gemelo de Alex el que lo dice. Tranquilo pero inflexible—. Tiene que ser el viernes.

—El viernes, pues.

Lo anoto en el calendario: un evento compartido entre las cuatro y las seis de la tarde para todos los miembros de la familia que quieran asistir.

El viernes, a las 15:59 horas, le envío el libro a mi editora y cierro el portátil. Hay una breve discusión sobre qué película dejamos puesta mientras tanto (*El chico que salvó la Navidad* gana) y una disputa sobre si el espumillón es retro en un sentido guay (yo) u hortera (los niños), y luego saco las decoraciones y empezamos.

Es el mejor Día del Árbol que he vivido. Los chicos entran y salen, abandonan el árbol de tanto en tanto para realizar intercambios aparentemente muy divertidos por el móvil y luego vuelven a entrar para convertir mi decoración en algo más «estético». Mi marido ha preparado una olla de vino caliente con una cantidad peligrosa de coñac y yo me hundo en el sofá con un vaso —y el árbol a medio terminar— y veo la película. En la mesita baja, delante de mí, hay un cuenco de naranjas con clavos de olor, de las que uno de los niños, inexplicablemente, ha arrancado una fila entera de clavos para alinearlos en el borde del plato. Está claro que su compromiso con la estética no incluye mis cuencos de naranjas.

El árbol está casi terminado. Se quejan lastimeros de que «no tienen sensación de que sea Navidad», así que abro una caja de bombones y eso parece funcionar.

—Solo falta la estrella —digo mirando el papel de burbujas usado y las cajas de bolas que no han querido poner.

—Me toca a mí.

—No... Tú la pusiste el año pasado.

No recuerdo cuándo empezamos a turnarnos para poner la estrella y nunca me acuerdo de quién lo hizo el año anterior, pero los niños lo tienen muy presente. Este año, por lo que parece, le toca a nuestro segundo hijo —menor que Alex por veinte minutos—, que ahora es demasiado enorme para encaramarse a los hombros de su padre. Se sube a un taburete y le abrazo las piernas para que no se caiga.

Después, cuando ya hemos guardado las cajas y la película ha terminado, mi hijo y yo admiramos el árbol con sus luces parpadeantes y su estrella (una pizca torcida). Es tan alto como yo —más alto, dice él, aunque yo siempre se lo discuto— y durante un segundo noto la presencia de su hermano, de pie a nuestro lado. Ya han pasado quince años del día que Alex murió. ¿Cómo pudo suceder?

—Feliz Día del Árbol —digo. A mis dos hijos.

Catorce

Te prometo que no siempre
se te encogerá el corazón cuando te hagan
una pregunta que no sepas contestar

—¿Cuántos hijos tienes?

La pregunta llegó mucho tiempo después de que se me rompiera el corazón; más tiempo aún antes de que sanara. Estaba de pie en el patio del colegio. Una cálida brisa me empujaba el pelo a los ojos y el murmullo de los niños se escapaba por las ventanas abiertas del aula. Luché contra el impulso de echar a correr. Estaba tardando demasiado en responder a la pregunta, y ahora la mujer —una mamá nueva del colegio— me miraba con extrañeza, porque ¿quién no sabe cuántos hijos tiene? Pasados cinco minutos, tres niños saldrían a toda prisa de sus aulas y correrían hacia mí derramando plumas, purpurina y zapatillas, y eso sería una especie de respuesta. Pero cinco minutos es demasiado rato para esperar una respuesta y la mujer ladeó la cabeza. Mi silencio y los movimientos de mis labios sin llegar a articular nada la desconcertaban.

—¿Cuántos hijos? —repitió, pensando que no la había oído bien.

Debería haber cambiado de tema mientras tenía oportunidad: darle una opinión sobre el nuevo tobogán, la asociación de madres y padres o el calentamiento global. En vez de eso, ella había repetido la pregunta en voz más alta y ahora tenía que contestar, pero algunas preguntas requieren una respuesta imposible de calcular.

Tuve dos hijos.

Uno murió.

Tuve dos más.

¿Cuántos hijos en total? Me parecía un acertijo macabro, un enigma matemático que no desafiaba a la mente, sino al corazón. Responder tres era como olvidar al primogénito, pero decir cuatro invitaba a la confusión, a más preguntas complicadas. Cualquiera de las dos respuestas me parecía una mentira.

Las puertas del aula se abrieron y los monitores acompañaron al torrente de niños hacia los padres que los estaban esperando.

—¡Aquí están los míos! —exclamé alegremente

con una sonrisa inmensa a la vez que me agachaba para recoger los proyectos de arte, las mochilas con los libros y los abrazos que nunca daba por descontados.

Ahí estaba la respuesta. Tres niños. Tres, aunque deberían ser cuatro.

No me obligues a decirlo.

Otras veces, a lo largo de los últimos dieciocho años, no he titubeado tanto antes de responder. Eran situaciones en las que sabía que mi respuesta desconcertaría a la persona con la que estaba hablando o la perturbaría, pero igualmente se lo soltaba.

—Técnicamente, cuatro —decía con tono tenso—, pero uno de ellos murió.

Es una respuesta cruel a una pregunta formulada para entablar conversación. Convierte una charla trivial en una conversación trascendente sin ni siquiera un preámbulo de advertencia. Pero ¿por qué no hablar con sinceridad? ¿Por qué no hablamos con sinceridad?

—¿Qué tal el fin de semana?

—Muy bien, gracias.

¿Sí? ¿O lo has pasado guardando las cosas de tu difunta madre? ¿Escogiendo una lápida para tu esposa? ¿Redactando el programa del funeral de un amigo al que darías cualquier cosa por volver a ver?

«Ha sido duro —deberíamos decir—. Ha muerto una persona querida y lo estoy pasando mal».

Si a alguien le resulta incómodo oírlo, deberíamos preguntarnos de quién es el problema. Pista: no es nuestro. Si tanto nos preocupa cómo vayan a reaccionar los demás, no deberíamos decir nada. Pero si guardamos silencio, estamos perpetuando el estigma en torno a la muerte al mantenerla de puertas adentro cuando —por el bien de nuestra salud mental colectiva— deberíamos hablar de ella tan abiertamente como del nacimiento.

Al no hacer referencia al duelo que estamos viviendo, también podríamos estar subestimando a las personas que están lo bastante interesadas en nosotros como para preguntar cómo estamos. Todavía estaba trabajando en la policía cuando un colega con el que llevaba tiempo sin coincidir me preguntó si tenía pensado hacer algo ese fin de semana. Le dije que mi hijo cumplía cuatro años y que íbamos a visitar una reserva natural.

Sonrió.

—Lo pasaréis bien.

—Sí —le dije, y luego me sorprendí ampliando la respuesta—: Es un día peliagudo, ¿sabes?, porque mi hijo tenía un hermano gemelo que murió. Siempre se me hace cuesta arriba.

No titubeó.

—Cuánto lo siento. ¿Tu hijo se acuerda de él?

Era algo que yo también me había preguntado. Lo miraba cuando era un bebé, acurrucado en el hueco en forma de medialuna de la ecografía que todavía guardaba en el bolso, y me preguntaba si notaba la ausencia de su hermano. Si sabía que su forma redondeada se había convertido en un apóstrofe en lugar de unas comillas.

—No lo sé —respondí.

Mi colega se quedó pensando.

—Supongo que sí, a cierto nivel. Y es bonito que sea así, ¿no crees?

Lo creía. Me llevé la conversación a casa y me sentí reconfortada todo el fin de semana, tanto por la sensibilidad de mi colega como por el hecho de haber hablado con alguien que no había dado un respingo ante la mención de la muerte.

En ocasiones, los demás nos sorprenden.

A lo largo de los años, a veces me he sentido más cómoda hablando de Alex y a veces menos. Mi manera de hablar hoy de él es distinta a la de mañana, porque la pena es un río que nunca se detiene y un hilo de agua puede mudar en torrente de la noche a la mañana.

Hoy día encauzo las conversaciones de manera que no me alteren ni me irriten, y como ahora soy más amable que cuando estaba en pleno duelo, las oriento de manera que no perturben a los demás. Un corte en seco después de «mi hijo murió» crea un silencio que puede favorecer palabras inadecuadas, por lo que alargo la frase con la soltura de un político hacia un terreno más firme, donde una pregunta difícil no me pueda descolocar o un tópico no me enfurezca. Las personas no pueden leernos el pensamiento y tenemos que indicarles hacia dónde deben derivar las conversaciones. Podemos cambiar de tema, quitarle hierro, pedir apoyo.

«Mi hijo murió y fue una época horrible, pero ahora ya estoy más o menos bien. ¿Te has enterado de que cierran el hospital? Qué mala noticia. Creo que están recogiendo firmas...».

«Mi hijo murió y hoy no tengo un buen día. Me ayudará distraerme un poco, así que cuéntame algo interesante».

«Mi hijo murió y me vendría bien una amiga. Saca pañuelos».

Cuando mi padre murió, me quedé de nuevo sin palabras. «Mis padres» constituía una entidad lingüística imposible de separar y ese nuevo lenguaje me jugaba malas pasadas. «Ah, sí, mis padres viven aquí», decía, y el lapsus era un aguijón en mi corazón.

«Mi madre vive aquí. Ahora solo vive mi madre».

Siempre he sido consciente del poder de las palabras, pero en esas circunstancias me afectaban de una manera nueva y visceral.

Hay un momento en el que caes en la cuenta de que debes referirte a tu ser querido en pasado en vez de en presente. Se vive como una traición, ¿verdad? Y no solo eso, sino que se nos antoja imposible, porque ellos siguen aquí, dentro de nosotros, a nuestro alrededor.

Estuve practicando una respuesta a la pregunta «¿dónde viven tus padres?» hasta que me salió de manera natural. Igual que dirigía mis conversaciones sobre Alex, también encauzaba los intercambios sobre mis padres dependiendo de cómo me sentía o de si tenía importancia o no que la otra persona supiera que mi padre había fallecido. Si estás pensando que todo esto requiere demasiada energía, te prometo que no es así. Se trata de una decisión tan breve e instintiva como saber en qué momento es seguro cruzar la calle.

Las preguntas que son difíciles para mí quizá no lo sean para ti. En tu caso podrían ser: «¿Tienes hermanos?» o «¿Tus hijos van a venir en Navidad?». Quizá tengan que ver con un lugar o con una fecha: «¿Hiciste algo especial el Día del Padre?».

Si temes una pregunta en particular y no sabes cómo serás capaz de contestar sin desmoronarte, practica con algunas respuestas. Toma las riendas. Responde desde el corazón o desde la cabeza; responde con sinceridad o esquiva la pregunta.

Si ha muerto tu pareja y te está rompiendo el corazón que se acerque el día de San Valentín, ensaya mentalmente por si alguien te pregunta si vais a hacer algo especial. Si lo hacen, podrás buscar en tu carpeta mental de respuestas bien ensayadas y emplear la que te parezca adecuada para esa persona en esa circunstancia. Tu historia es tuya y solo tuya, y puedes revelar tanto o tan poco como quieras.

«Ni soñarlo. ¡Eso es un invento de la publicidad!».

O: «Todavía no lo sé».

O: «Mi mujer murió hace seis meses y me aterra que llegue ese día».

Es tu relato. Es tu elección.

Si dices algo que te parece una tontería (no lo será), no te preocupes. Como persona en duelo tienes derecho a meter la pata de vez en cuando. Y si dices algo que incomoda a otra persona, el problema es suyo, no tuyo. No eres la única persona a la que le ha pasado. A veces he optado por un tono tan inadecuado que la otra persona se ha quedado horrorizada ante mi aparente indiferencia. Estaba tan deseosa de evitar la compasión —sabiendo que me desmoronaría ante las muestras de empatía— que me he pegado una sonrisa a la cara y, después de «mi hijo murió», he soltado algo como «¡pero no pasa nada! ¡Nada en absoluto! ¡Todo muy bien! Oye, bonito abrigo. ¿Dónde lo has comprado?».

Nunca dije que fuera una experta en esto...

Las personas que estamos llorando una pérdida somos impredecibles. A veces queremos hablar, otras ansiamos silencio. En ocasiones, queremos distraernos; otras, preferimos hurgar en la costra del dolor hasta que vuelve a sangrar. Lo importante es recordar que la decisión es nuestra. He asistido a formaciones sobre medios de comunicación en varias ocasiones, como policía y como escritora, y el consejo siempre ha sido el mismo: hazte cargo de tu relato. No podemos controlar lo que dicen otras personas, pero tenemos poder absoluto sobre nuestras propias palabras.

La decisión es tuya.

Es tu conversación.

Es tu duelo.

Con el tiempo me he ido dando cuenta de que ya no necesito con tanta frecuencia esa gimnasia mental. Sé instintivamente qué decir y cómo me voy a sentir, y ya no hay tantas preguntas que me hagan descarrilar. Poco a poco será más fácil, te lo prometo.

Pero mis respuestas todavía varían.

Dependen de con quién esté hablando o de cómo me sienta. Si estoy hablando de cualquier cosa en una fiesta de promoción, diré una cosa; si es una charla tomando un té con una nueva amiga, otra. Por lo general, cuando me preguntan cuántos hijos tengo, respondo que tres. Tres son los platos en la mesa, las equipaciones deportivas en la lavadora, los abrazos antes de dormir. Tres es la respuesta correcta.

Pero ahora estoy hablando contigo y sé que tú me vas a entender. Te voy a dar la respuesta que me parece más sincera.

¿Cuántos hijos tengo?

Tres en mi hogar, cuatro en el corazón.

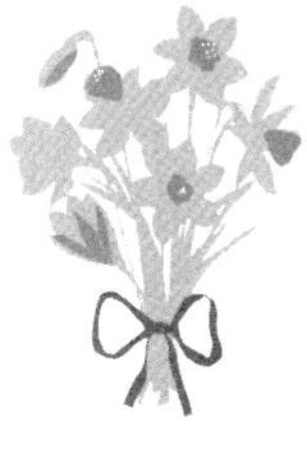

Quince

Te prometo que volverás a ser feliz

Estaba en la sala de estar de mis suegros y había té y pastel en varias mesitas. Los niños, que estaban jugando con sus primos, sacaban hasta el último tren y coche del cesto de los juguetes. Todo el mundo (niños y adultos por igual) estaba sonriendo y, de repente, no pude soportarlo. Había un abismo tan grande entre esa escena encantadora y la profunda infelicidad que sentía en mi interior que apenas podía contenerme para no ponerme a aullar. Me disculpé y subí a la primera planta para lavarme la cara y echarme un sermón. Estaba muy cansada de sentirme así. Había dado la felicidad por sentada antes de que Alex muriera y ahora la sola idea de ser feliz se me antojaba imposible.

Nadie me había preguntado nunca: «¿Aún no lo

has superado?, pero me había convencido de que era lo que todos querían. Cada uno de los artículos que leía marcaban el objetivo imposible de «superar» el dolor, como si hablaran de una ruptura de adolescencia de la que pudiera recuperarme en cuestión de semanas, y ahí estaba yo —años después— todavía siendo básicamente infeliz. La presión por recuperarme era casi física.

Cuando un ser querido fallece, nos invade una tristeza que nos trastoca hasta la médula. Es como si se alterara nuestro propio ADN, algo que perjudica la capacidad que tenemos de experimentar estados que antes del duelo eran naturales como la vida misma.

De todos esos estados, la felicidad siempre me parecía el más inalcanzable. Me costaba incluso imaginarla, igual que nos resulta imposible recordar las olas de calor del verano cuando hace tanto frío que no nos notamos los dedos de los pies. La felicidad es una región que visitábamos tiempo atrás, un lugar al que nos parece imposible retornar, porque pertenecía a otra vida.

La fachada de felicidad regresa mucho antes de que vuelva la felicidad en sí. Nos reímos de los chistes, pedimos una ronda de bebidas, compartimos cotilleos del trabajo y soplamos velas de cumpleaños, pero bajo la superficie solo hay dolor. Durante mucho tiempo tal vez tengas la sensación de que únicamente finges ser feliz, y no solo me parece bien, sino que creo que te puede ayudar a experimentar una dicha auténtica. Cuanto más sonriamos, más normales nos sentiremos al sonreír, aunque llevemos mucho tiempo sin hacerlo. La ciencia lo corrobora: el cerebro no nota la diferencia entre una sonrisa fingida y una auténtica; las dos desencadenan la liberación de sustancias químicas que nos hacen sentir bien.

En ocasiones, si ponemos buena cara, las personas a nuestro alrededor se olvidan de que bajo la superficie todavía tenemos la moral por los suelos. Varios años después de la muerte de Alex, tuve uno de esos días en los que la pena te arrolla como un tren de mercancías. Seguro que habrás vivido muchos momentos parecidos: aparecen de la nada, pero se apoderan de ti.

Estaba en plena desesperación cuando llamaron al timbre y me aseé lo mejor que pude, pero ya sabes cómo son esas cosas: no puedes esconder los ojos hinchados y enrojecidos.

Mi amiga me miró estupefacta:

—Oh, Dios mío, ¿qué ha pasado?

Nos habíamos visto hacía unas horas y prácticamente a diario esa semana. Habíamos salido de copas y reído a carcajadas después de algunos *gin-tonics* de más.

Le dije lo que ya sabía:

—Mi hijo se murió.

—Yo...

Buscó mentalmente un motivo. Se estaba preguntando, quizá, si se le había pasado un cumpleaños o un aniversario.

—Solo es uno de esos días. —Sonreí para aliviar su malestar, como hacemos a menudo.

—Siempre pienso que lo llevas tan bien... —me dijo con impotencia.

Y lo estaba llevando bien. Lo llevo bien. Pero «llevarlo bien» no significa que hayamos superado la pérdida, sino que se nos da mejor ocultar la pena. Que se nos da mejor protegernos. Significa que somos más hábiles actuando, encauzando las conversaciones para evitar temas peliagudos. Significa que llevamos cuidado con los lugares que visitamos y con las cosas que hacemos, porque nos traen recuerdos y recordar duele. Significa que lloramos más por dentro que por fuera.

Con el tiempo, la brecha entre la felicidad fingida y la verdadera se va cerrando. Nos ceñimos la pena más adentro y cada año vamos construyendo en torno a ella, hasta que está tan bien escondida que a veces olvidamos su presencia. Se convierte en una antigua lesión que en su día te tuvo postrada en la cama, pero que ahora simplemente te provoca achaques de tanto en tanto, cuando hace frío o has caminado demasiado rato.

La búsqueda de la felicidad es un tema complicado, porque significa cosas distintas para cada persona. Durante mucho tiempo, cada vez que pensaba en la felicidad lo hacía de una manera abstracta y objetiva, como si estuviera examinando un artefacto obsoleto. Pensaba en la famosa entrevista al entonces príncipe Carlos y a Diana, y en aquella horrible frase, tan prescindible: «Sea lo que sea el amor». Así pensaba en la felicidad: «Sea lo que sea la felicidad». No era feliz ni infeliz. Me limitaba a ser. Sobrevivía, pero no prosperaba. La pena me adormecía los sentidos igual que hacen algunas drogas, suavizando mis reacciones y sumiéndome en la apatía. Tenía muchos motivos para ser feliz, pero todo me parecía de color sepia, como una fotografía desvaída por el paso del tiempo.

Quizá te ayude tratar de precisar qué implica la felicidad para ti: qué es exactamente lo que tratas de alcanzar. «Quiero ser feliz» es una idea demasiado general e imprecisa. «Quiero volver a disfrutar de los paseos junto al río» es mucho más específica. No podemos recuperar a nuestros compañeros de paseo, pero ¿hay alguien más que nos pueda acompañar? ¿Podríamos quizá hacer la caminata en compañía de un perro, para que la experiencia sea distinta? A veces, el escollo más grande que nos separa de la felicidad es que sencillamente nos sentimos culpables de plantearnos siquiera la idea de ser felices. Recuerda: ninguna persona que te haya amado querría que fueras infeliz.

Cuando alguien muere, nuestra percepción se distorsiona de tal modo que prestamos más atención a las cosas negativas en nuestra vida. Podemos inclinar la balanza hacia el otro lado fijándonos de manera deliberada en lo positivo, diciendo y haciendo cosas que favorezcan la positividad. Cuando me despierto desmotivada —ya sea por razones evidentes o por algo que no soy capaz de precisar—, me obligo a ducharme y a vestirme bien. Busco una excusa para ir andando al pueblo en lugar de pasear a los perros por el campo, porque sé que necesito interacción humana agradable. Compro alguna cosa y le doy conversación a la cajera. Le digo «qué mal tiempo hace, ¿verdad?» a la mujer que está esperando a que abran la oficina de correos. Le comento a alguien que me encanta su paraguas e impido que un coche arranque con un café recién comprado en el techo. Son pequeños dardos de dopamina, y cada uno de ellos mejora mi estado de ánimo.

La felicidad no es un destino, sino un estado constante, una escala variable por la que nos desplazamos de un día a otro y de un año a otro. Podemos mover el dial; quizá no totalmente hasta el final, pero sí realizando pequeños gestos importantes. Podemos recordarnos que tenemos un propósito en la vida haciendo bien nuestro trabajo o ayudando a alguien. Podemos recuperar aficiones que nos hacían felices en la infancia o aprender una nueva habilidad que no nos recuerde nuestro dolor. Podemos practicar el autocuidado y sentir la satisfacción que aporta un baño caliente o una comida nutritiva.

La vida es corta. Tú y yo lo hemos aprendido por las malas. No debe sorprendernos, pues, que muchos hagamos grandes cambios vitales cuando perdemos a alguien. Te recomiendo ser prudente a la hora de tomar decisiones (quizá tu experiencia sea distinta, pero yo fui incapaz de medir bien los riesgos durante algún tiempo después de que mi hijo muriera). Sin embargo, la muerte nos puede ofrecer una nueva perspectiva de cómo queremos vivir la vida. Tras la muerte de mi padre, dejé de sentirme a gusto en el trabajo. Él había sido especialista del sistema nacional de salud, casi nunca se cogía vacaciones y trabajaba muchas noches y fines de semana. Tenía grandes planes para la jubilación (un viaje en el *Orient Express*; comprarse un coche deportivo que no le pegaba nada), pero el cáncer los echó todos por tierra.

Sospecho que si Alex y mi padre no hubieran fallecido con pocos años de diferencia, aún estaría trabajando en la policía. Sus muertes me obligaron a replantearme mis prioridades y a averiguar lo que de verdad quería en la vida, y si bien dejar un trabajo seguro me aterraba, la aflicción me inspiró valentía. Hemos sobrevivido a lo inconcebible, ¿no es cierto?

Podemos con todo.

Si estás leyendo esto, sospecho que tu felicidad anda muy lejos. Puede que te parezca inalcanzable: la meta de un maratón para el que no te has entrenado y que empezaste contra tu voluntad. Te entiendo. Encontrar dicha después de una pérdida es un proceso largo y gradual. El condicional nos sigue a todas partes («si hubiera estado allí»; «si pudieran ver esto») y le arrebata el brillo a cualquier momento que, en teoría, debería ser maravilloso. No podemos ser felices por fuerza de voluntad, pero podemos abrirnos a la felicidad. Podemos reparar en los pequeños espacios que se abren entre la tristeza y dejar que vayan creciendo a su ritmo. Podemos recordarnos —tantas veces como sea necesario— que ser feliz no es una traición a nadie.

He querido que este capítulo estuviera hacia el final del libro porque buena parte de lo que nos hace felices guarda relación con mis promesas anteriores. Una vez que duermas bien, que vayas controlando el llanto, que aprendas a cabalgar las olas; una vez que la rabia se haya apagado y que encuentres personas que entiendan lo que estás pasando...

Volverás a ser feliz. Te lo prometo.

*

He salido a comer con los niños. Me sorprende —no por primera vez— la suerte que tienen. Lo mimados que están, supongo, aunque espero no haberlos malcriado. Cuando yo tenía su edad, solo íbamos a restaurantes en ocasiones especiales: unas pocas veces al año, para los cumpleaños o para darnos un capricho después de dos semanas en la caravana. Durante ese breve periodo, mi padre, que por lo general estaba concentrado en su trabajo, nos dedicaba toda su atención. Se mostraba divertido, interesante, irreverente. Las conversaciones se desviaban por sus tangentes hacia la etimología de una palabra en particular, que anotábamos para buscar cuando llegáramos a casa, o hacia un chiste que era incapaz de terminar de tanta risa que le entraba.

Cuando llegaba la cuenta, todas y cada una de las veces hacía la comedia de abrir unos ojos como platos.

—¿Cuánto? —decía en voz demasiado alta. Se aferraba el pecho y sacaba la lengua, como si la cuenta le hubiera provocado un ataque, y yo me hundía en el asiento más horrorizada de lo que soy capaz de expresar.

—Para —le suplicaba, demasiado abochornada para mirar alrededor y comprobar si la gente nos observaba pensando que no teníamos dinero y nos negábamos a pagar. La pantomima era elaborada hasta la agonía y aparentemente interminable.

Tal vez porque estoy pensando en mi padre, veo a un hombre en otra mesa tan parecido a él que me quedo sin aliento. El mismo cabello fino, los mismos bolsillos de la chaqueta cedidos. La misma manera de reclinarse en el respaldo, como un rey dispuesto a dar audiencia. Pero entonces se vuelve para llamar al camarero y el parecido se esfuma. Sonrío.

—¿Qué pasa? —pregunta uno de mis hijos.

—Ah, nada —digo—. Estaba pensando en algo bonito. —Echo un vistazo a la cuenta y me inclino hacia atrás en la silla, espantada—. ¿Cuánto?

—¡No! —me gritan horrorizados.

Pero hago mi numerito igualmente, cómo no.

Dieciséis

Te prometo que podrás devolver lo que has recibido

Estaba trabajando, echando un vistazo a los correos electrónicos en los que me habían puesto en copia, cuando reparé en uno marcado como «personal». Era de un inspector de la policía que me contaba en confianza que una persona de su equipo había perdido un hijo hacía poco, tras una breve e inesperada enfermedad. «Me preguntaba si te haría feliz hablar con ella —leí en el correo—. Creo que la ayudaría hablar con alguien que ya ha salido del túnel».

Cliqué en «Responder» y luego dejé el cursor parpadeando en el espacio vacío.

«Feliz» era una palabra desafortunada, pensé, incluso desde un punto de vista objetivo. A nadie le hace «feliz» hablar de la muerte. Pero ¿podía considerarlo? ¿Estaba dispuesta?

Arrastré la silla hacia la esquina opuesta del escritorio y empecé a abrir el correo para ganar tiempo.

¿De verdad había «salido del túnel»? Estaba viva, y eso quizá fuera suficiente para justificar la definición, pero me parecía un listón demasiado bajo. Sobrevivía, pero no prosperaba.

Mientras abría unos sobres, traté de desentrañar la maraña de emociones que estaba sintiendo. Una parte de mí se sentía ofendida por la idea de que estaba «mejor». Llevaba alrededor de cuatro años en un proceso de duelo y estaba claro que había mejorado, pero, como suele ser habitual en todos los viajes personales, retrocedía al menos un paso atrás por cada dos que avanzaba. Lamentaba de corazón la pérdida de esa colega, pero la cruda realidad era que la mía me dolía más.

También estaba asustada. Me daba miedo lo que pudiera pasarme si escuchaba su historia (apenas podía sobrellevar mis propias emociones, así que no estaba lista para hacerme cargo del dolor de otra persona) y temía que hablar conmigo la perjudicase más que ayudarla. ¿Y si me desmoronaba? Esa mujer debía de estar buscando confirmación de que sobreviviría a esto; querría que le prometiera que las cosas iban a mejorar. ¿Cómo se iba a sentir cuando tuviera delante a un supuesto modelo de conducta que a todas luces no estaba «mejor»?

Contesté al correo: «Perdona, no estoy segura de que sea la persona más indicada para esto». Añadí una lista de libros, páginas web y grupos de apoyo a los que podía recurrir la mujer en vez de a mí. Cliqué en «Enviar».

Mi propio egoísmo me horrorizaba. Pasé días sumida en una mar de odio hacia mí misma y dos veces empecé un correo diciendo: «Bueno, quizá podría...», pero las dos veces lo borré.

No podía. Sencillamente no podía.

El duelo lo consume todo. Es egoísta por naturaleza, porque afecta a tu estado emocional: todo gira en torno a ti y a tu respuesta personal a la muerte de una persona importante. No solo está bien que te sientas así (siempre está bien sentirnos como nos sentimos), sino que es completamente normal. La persona que ha fallecido era tu mundo, y cuando el mundo se desintegra, eso abarca toda tu atención. Un náufrago no pierde el sueño por los apuros de nadie que no sea él mismo.

Volviendo la vista atrás, comprendo que me estaba mostrando casi territorial con relación a mi dolor: no tenía espacio para ninguna otra pérdida. Me costaba separar el acto de estar en duelo del objeto del duelo en sí. De ahí que tuviera la sensación de que cederle el protagonismo a otra persona sería como empujar a mi hijo a las sombras. La idea se me antojaba insoportable. Pasaron muchos años antes de que comprendiera que no estaría en las sombras, solo esperando entre bastidores.

Quizá te hayas identificado con ese sentimiento de territorialidad. Ahora sé que es normal. Ya he dejado de verlo como algo negativo —un gesto de egocentrismo del que me avergonzaba en secreto— y, en vez de eso, lo considero algo especial y autoprotector. Mientras estaba en esa burbuja, no importaba nada más. Nada más podía hacerme daño. Solo estábamos mi dolor, mi hijo y yo.

Sin embargo, esa actitud nos impide continuar la cadena de favores. Continuar la cadena de favores significa pasarle a otro tu sabiduría, lo que has aprendido. Significa hacerte a un lado y dejar espacio para los sentimientos de otra persona. Significa colocarte en último lugar.

Tal vez pienses que tardarás mucho en poder hacerlo. Quizá te parezca imposible. Lo entiendo. Puede que incluso te asuste la mera idea de que te pidan ayuda, porque no sabes qué responderás, cómo reaccionarás. Lo único que tienes claro es que no estás listo y no pasa nada. Está bien que sea así. Este capítulo no pretende provocarte ansiedad, sino prepararte. Suscitar tu reflexión y pertrecharte con herramientas para que sepas lo que te aguarda en el horizonte.

La transición de acompañado a acompañante es tan fluida que ocurre casi sin que nos demos cuenta. Con el tiempo, la pregunta de «¿te ayudaría hablar con una conocida que ha pasado por algo parecido?» se convierte en «¿te importaría hablar con alguien que ha perdido a un ser querido?». Y quizá el cambio se produzca de manera tan natural y se adapte tan perfectamente a tu propio proceso de duelo que apenas te des cuenta de que tu papel se ha transformado, hasta que un día levantes la cabeza y te sorprendas sosteniendo la mano de un extraño que llora. Pero puede que no. Puede que tu atención todavía esté puesta en tu propia pérdida y que deba seguir siendo así.

No pasa nada por decir que no.

El duelo no es tu oficio. Tus conocimientos al respecto no proceden de estudios y libros, sino de la experiencia vivida. Es el conocimiento más valioso que existe, pero compartirlo tiene un precio. Ayudar a los demás implica hacer uso de tus propias reservas, de tus recuerdos, de tu dolor. Significa estar dispuesto a experimentar más dolor al crear el espacio y la empatía que sabes por experiencia que la otra persona necesita. Aunque no llegues a verbalizar tu propia historia, esta se desplegará despacio en tu cabeza y en tu corazón mientras te cuentan la suya. La revivirás escena a escena y serás incapaz de apagar esa película que no pediste volver a ver.

La dinámica de la relación entre el acompañante y el acompañado es muy distinta a la que se crea entre los grupos de apoyo, donde el micrófono circula entre iguales. En tanto que persona que ayuda, no eres el protagonista. Absorbes las emociones de la persona a la que acompañas y eso en sí mismo ya puede resultar agotador. Adoptas el papel de mentor. Te consideran una persona sabia, más avanzada en el camino que el individuo al que estás ayudando, capaz de ofrecer consejos y orientación.

El camino de acompañado a acompañante no es lineal. En ocasiones me he ofrecido de buen grado a ayudar a otras personas y he escuchado la historia de alguien sin sentir la necesidad de compartir la mía. En esos casos, la muerte de mi hijo se convertía en un concepto abstracto, en algo que existía en el presente solamente para sumar credibilidad a las estrategias de duelo que sugería con tacto. «Puede que a ti no te funcione, pero a mí me ayudaba llevar un diario; llamar a una amiga; mantenerme ocupada».

En otras ocasiones comprendo que no soy la persona que necesitan. A pesar de lo que ellos ven —a una mujer cuyo hijo murió hace dieciocho años, una mujer que ya no se retuerce de dolor—, algo ha empujado la pena demasiado cerca de la superficie y no puedo permitir que emerja.

Finalmente, algunas veces me equivoco. Sucede cuando digo «sí, por supuesto, encantada de ayudar» y luego conozco a la persona con la que me han emparejado y comprendo con sobresalto que han cometido un terrible error. Que su dolor está en carne viva o se parece demasiado al mío, o sencillamente es demasiado y noto un torrente de pena dentro de mí. Las lágrimas brotan de mis ojos y les digo lo mucho que siento su pérdida cuando en realidad estoy llorando por la mía.

Acompañar en el duelo puede ser duro, por muy lejana que quede tu propia pérdida, y me parece que a veces apartarse es lo más inteligente... para ambas partes. Si no estás en posición de ayudar, tu ayuda no será la que esa persona necesita. Imagina que un psicoterapeuta interrumpiera la sesión para secarse las lágrimas o que un masajista tuviera demasiados dolores para deshacer las tensiones de tu espalda. Siempre habrá otras personas que estén en disposición de ayudar.

Si no te sientes capaz de ofrecer este tipo de apoyo (las razones no tienen importancia; no tienes que justificarte ante mí ni ante nadie), hay otras maneras de devolver lo que recibiste en su día, si quieres hacerlo. A lo mejor te apetece contar tus experiencias en internet o en el boletín de un centro de cuidados paliativos, y podrías descubrir que tus palabras aportan el consuelo que muchas personas necesitan.

Quizá quieras compartir un enlace o un teléfono de acompañamiento al duelo con tus amigas, para que más gente conozca la existencia de un servicio que algún día podrían necesitar. O podrías comunicar tus impresiones a los proveedores de cuidados paliativos que atendieron a tu ser querido en sus últimos días, para que sepan lo que funciona y lo que no, y puedan brindar mejores cuidados en el futuro. O le puedes regalar un ejemplar de este libro a una amiga, o a la biblioteca de tu barrio, para que más gente lo conozca.

Devolver lo recibido es algo más que ofrecer un hombro físico en el que llorar. Consiste en iniciar conversaciones y abrir espacio para los relatos de los demás. Consiste en educar e informar: tratar de que la vida de otra persona sea un poquitín mejor. Consiste en procurar que surja algo bueno de un hecho terrible.

He viajado muchos kilómetros desde que mi hijo murió. A veces soy capaz de escuchar la historia de una pérdida sin compararla con la mía; sin pensar siquiera en cómo fue para mí.

A veces.

En otras ocasiones percibo el aroma de la tristeza y se me encoge tanto el corazón que no me atrevo a hablar por miedo a estallar en lágrimas. Hago lo posible por cambiar de tema, por llevarnos a un terreno más firme como medida de protección, porque sé que no toco suelo y, si te aferras a mí, nos ahogaremos los dos.

Desde que publiqué mi primera novela, he tenido la suerte de que me enviaran libros de otros autores para que les dedicara unas palabras. Siempre he hablado con franqueza de mis experiencias de duelo, y cuando esos libros exploran la pérdida —en particular la pérdida de un niño—, los editores a menudo incluyen una nota: «Espero que este precioso retrato de duelo resuene en ti» o «Me parece que te identificarás con esta historia».

A veces (y agradezco muchísimo que lo hagan), la nota se limita a avisarme: «Léelo solo si te sientes capaz».

Con frecuencia no soy capaz. En ocasiones, ni siquiera puedo tener el libro en la estantería. Otras, tengo que cerrarlo cuando empiezo a leer, porque podría haber escrito esas palabras yo misma y sé que me van a destrozar. No interrumpo la lectura porque los libros sean malos, sino porque son demasiado buenos, porque me siento como si me hubieran arrancado mis propias emociones para plasmarlas en la página, y eso es más de lo que puedo soportar.

Me siento culpable, porque sé que «devolver lo recibido» como escritora implica respaldar a otros escritores. Y ¿quién mejor para ofrecer un comentario elogioso sobre un libro que habla del duelo que alguien capaz de decir, con la mano en el corazón doliente, que cada una de las palabras es cierta?

Soy escritora. Me resulta más fácil escribir sobre el duelo que leer sobre el tema. Me resulta más fácil escribir sobre el duelo que hablar de él. Este libro es mi manera de devolver lo que he recibido, de entrar en contacto con personas que necesitan ayuda. En ciertos momentos, durante la redacción, he tenido que parar para recuperar el aliento. He tenido que cerrar el archivo y alejarme, a menudo durante semanas seguidas.

Cuando ofrecemos apoyo, es mejor hacerlo con

nuestras propias condiciones. Es mejor acotar ese apoyo delimitando el «cuándo», el «quién» y el «cuánto».

Lee solamente si te ves capaz de hacerlo.

Acepta ayudar a una persona que está en un proceso de duelo si te ves capaz de ello.

Escucha su historia si te ves capaz.

Devuelve lo recibido cuando estés listo. Siéntete en paz si no lo estás.

Han pasado más de tres años desde que escribí por primera vez mis «promesas para personas en duelo». Entro en mi cuenta de Twitter y echo un vistazo a mis mensajes, como hago casi a diario. Borro los que no me interesan y leo el resto en diagonal, porque, aunque todos merecen respuesta, hay mensajes que necesitan respuestas urgentes.

«Perdí a mi padre en febrero...».

«Mi hermana se quitó la vida...».

«Echo tanto de menos a mi esposa que no puedo soportarlo...».

Me escriben porque las promesas resuenan en ellos. Porque mis palabras les ofrecen un rayo de esperanza y porque es humano acercarse a otra persona cuando notamos una conexión. Hoy día solamente recibo unos cuantos mensajes cada semana, pero durante los primeros meses después de publicar las promesas hubo miles. Mi bandeja de entrada cambiaba de forma como si tuviera vida propia a medida que los nuevos mensajes desplazaban a los anteriores. Me asusté. ¿Qué les iba a decir a esas personas si me pedían consejo? Yo no era psicóloga ni especialista en duelo. Me sentía una farsante.

Pero no me pedían consejo. Querían contarme su historia y darme las gracias por ofrecerles esperanza. Querían explicarme que habían enviado las promesas a otras personas y que mis palabras habían llegado en el momento exacto. Querían expresar su agradecimiento.

Hoy en mi bandeja de entrada hay un mensaje de una mujer con la que ya he intercambiado correos. Me desplazo hacia arriba para acordarme del contexto y suspiro al notar de nuevo su inmenso dolor. El primer mensaje me llegó poco después de que publicase las promesas —varios años después de que su hijo adolescente muriera en un accidente de coche—, cuando ella estaba sumida en la desesperación.

«Es un infierno en vida —me escribió—. Quiero morirme yo también, cada día».

«Cuánto lo siento», respondí. Esas palabras siempre parecen insuficientes, ¿verdad? Pero cuando las decimos de corazón, son las únicas palabras que hacen falta. Siento tu pérdida, lo que estás viviendo, el infierno en el que te encuentras. Siento muchísimo que te haya pasado eso. Unas palabras de consuelo no son gran cosa, pero dar lo que hemos recibido no exige gestos desmesurados. A veces son las pequeñas cosas las que lo cambian todo.

El mensaje que me ha enviado hoy es más largo que el primero.

«Guardé sus promesas —me dice—. Las leía cuando sentía que no tenía fuerzas para continuar. Hoy me he topado con ellas y me he dado cuenta de lo mucho que he avanzado. Todavía es horrible, pero estoy mejor».

Suspiro aliviada. He oído miles de relatos de duelo, pero rara vez me cuentan la evolución. Me siento una privilegiada por haber formado parte del viaje de esa mujer y le agradezco que haya vuelto a contactar conmigo. Me acuerdo de la vecina que se presentó en mi puerta con los narcisos y pienso que quizá he sido capaz de dar algo de lo que he recibido.

Diecisiete

Te prometo que no olvidarás

Después de que Alex muriera, perdí la memoria. No la perdí por completo, pero se volvió escurridiza y poco fiable, como una mala amiga que aparece tarde o no se presenta. Olvidaba los cumpleaños y las citas. Olvidaba los nombres de personas que conocía desde hacía años. Acontecimientos de mi pasado reciente se emborronaron, como si intentara recordar algo que me habían contado en lugar de una experiencia propia.

Un día estaba de pie en el baño, estrujándome los sesos para recordar qué estaba haciendo allí. Miré a la desconocida del espejo, con las mejillas hundidas y las ojeras pronunciadas, mientras repasaba las razones por las que la gente va al baño. No tenía que hacer pis ni necesitaba un pañuelo. Ya estaba vestida, así que no podía haber entrado para ducharme. Abrí varios cajones buscando una pista antes de darme cuenta de que tenía el cepillo de dientes en la mano. En algún momento, entre el gesto de cogerlo y el de poner la pasta de dientes, había olvidado lo que estaba haciendo.

Esta pérdida de control me aterró. Estaba a cargo de tres niños pequeños y apenas era capaz de cuidar de mí misma. Unos días más tarde, aparcada en la entrada de mi casa, me quedé mirando el salpicadero como si no supiera conducir, hasta que mi memoria muscular intervino y recordé cómo poner en marcha el motor.

El «cerebro de duelo» existe. Es un fenómeno tan real como el «cerebro de mamá» al que aluden muchas madres con tono autocrítico justo después del nacimiento del bebé. El complemento es intercambiable. Cerebro de divorcio, cerebro de examen, cerebro del primer amor. Se refiere a aquellas preocupaciones y obsesiones que nos consumen hasta tal punto que no queda espacio para nada más. El resto no importa.

Pero si bien podemos hacer bromas sobre no saber dónde tenemos la cabeza o dejar las llaves en el frigorífico en vez de guardarlas en el cajón, es aterrador tener la sensación de que estás perdiendo la cabeza. He puesto patatas a asar en el horno y he olvidado sacarlas; he descubierto en el pasillo de los congelados que llevaba puestas las zapatillas de estar por casa. El cerebro de mamá y el del primer amor se superan con rapidez (el bebé crece y el enamoramiento embriagador de un nuevo amor se desvanece), pero, en el caso del duelo, la cosa va para largo. Me horrorizaba pensar que mi mala memoria fuera permanente.

Si te has vuelto olvidadiza, te aliviará saber que no es eso lo que te pasa. He comprobado a menudo que, cuanto más intentamos no pensar en algo, más se abre paso en nuestra mente y, en esa época de mi vida, me esforzaba al máximo en no pensar en mi aflicción. La empujaba tan adentro como podía, convencida de que si la dejaba salir a la superficie, me rompería en pedazos. Pero la pena es mucho más fuerte que nosotros y aún era demasiado pronto para mí.

Con cuidado empecé a expresar un poco de mi dolor. A examinarme por la mañana y a planear el día en función de cómo me sentía, en vez de en función de lo que pensaba que debía hacer. Reconocer el dolor lo aplacó, como un perro nervioso que se tranquiliza cuando todo el mundo lo ha saludado. Poco después volvía a tener espacio mental disponible y mi memoria empezó a estabilizarse.

Ya sé que no hace falta ser un genio para saberlo —¿quién no se vuelve olvidadizo y distraído cuando está viviendo algo importante?—, pero lo comparto aquí porque es posible que, como yo, no seas consciente ahora mismo de lo que te está pasando. Puede resultar aterrador y podrías pensar que las cosas van a ser así para siempre. Por eso espero que te ayude saber que es normal y transitorio, como tantos síntomas del duelo.

Si empezar a desentrañar mi pena mejoró mi memoria a corto plazo, ejerció el efecto contrario en mi capacidad para recordar el pasado. Mientras me recuperaba, descubrí que apenas me acordaba de la primera vez que tuve en brazos a mi hijo ni de la sensación de cambiarle el bodi. El tiempo que pasamos juntos transcurrió en una sola habitación. No hubo viajes por todo lo alto ni reuniones familiares, solo momentos callados de esperanza y desesperación. El día que murió, le cambié de ropa y le lavé el pelo, le leí cuentos y le canté nanas: trataba de concentrar toda una vida de recuerdos en unas pocas horas. La experiencia fue desgarradoramente visceral: los sentidos aguzados al máximo, cada terminación nerviosa rebosante de amor y aflicción. Y pasado un tiempo, no podía recordar su peso en mis brazos, el aroma de su cabeza. No podía recordar el tono exacto de su pelo o la sensación de tener sus deditos aferrados a los míos. Cinco semanas no fue tiempo suficiente para crear recuerdos que perdurasen.

Cuando mi padre murió, me senté a escribir su panegírico y descubrí que la memoria me estaba fallando otra vez. Había olvidado tantas cosas... Recordaba a mi padre de manera abstracta, como si se lo estuviera describiendo a otra persona en lugar de sentirlo dentro. Cuanto más me esforzaba en captar su esencia, más se me escapaba, hasta que ya no tenía claro si estaba pensando en él o en el recuerdo que guardaba de él, como una anécdota contada tantas veces que ya no estamos seguros de cómo sucedió realmente. Por lo visto, treinta y cinco años tampoco eran suficientes.

¿Cuánto tiempo tuviste tú?

¿Dos años? ¿Treinta? ¿Cincuenta?

No fue suficiente, ¿verdad? Claro que no. Nunca es suficiente. No lo es para crear los recuerdos que queremos ni para grabarlos tan profundamente en nuestro corazón como para no olvidarlos nunca.

Y a pesar de todo, te prometo que no olvidarás. No realmente.

La memoria de mis hijos nunca deja de sorprenderme: el modo en que acontecimientos trascendentales pasan sin proyectar ni una sombra y, sin embargo, se les graban a fuego momentos insignificantes.

—¡Ya hemos estado aquí! —chilló uno de mis hijos en cierta ocasión (tendrían cuatro o cinco años) cuando paramos en el anodino aparcamiento de un supermercado que no recordaba haber pisado nunca—. ¡Llevaba pantalones con bolsillos!

Mis hijos recuerdan cosas raras: los albaricoques secos que se comieron en un avión cuando tenían dieciocho meses. Los payasos de Legoland cuando los tres aún llevaban pañal. El segundo nombre de un compañero de clase al que vieron por última vez hace diez años.

Sin embargo, cuando les pregunto por su abuelo, la confusión asoma a sus rostros.

—¿Tenía el pelo blanco? —me pregunta uno con muchas dudas.

Sonrío y asiento con la cabeza, pero me rompo en pedazos por dentro al comprender que mis hijos están creciendo sin la influencia del hombre más inteligente y bueno que he conocido. Una gran parte de la pena que siento por la muerte de mi padre no se refiere a mi relación con él, sino a que no pudo ver a mis hijos convertidos en jóvenes adultos.

—Nos sentábamos en su regazo para que nos leyera un cuento —dice otro.

Me aferro a ese recuerdo aparente.

—¡Sí! ¡Os leía montones de cuentos!

Los otros meten baza elaborando el recuerdo, pero veo que sus ojos se desvían a la otra punta de la cocina, donde hay unas cuantas fotos prendidas a un corcho. En una aparece mi padre sentado con un montón de niños, leyendo *El Grúfalo* en voz alta. Noto un globo expandirse en mi pecho, y creo que podría estallar. Están describiendo una foto. No se acuerdan. En realidad, no.

—Me enseñó a darle cuerda al reloj de péndulo —dice el mayor de repente.

Nos cuenta que le dejaba abrir la caja, y lo mucho que le costaba darle cuerda a ese reloj centenario con su mano infantil. Que el abuelo lo levantaba en brazos para que pudiera girar las manecillas de la esfera y el reloj tocaba campanadas cada vez que la manecilla pasaba por las doce. Lo narra con tal convicción que el globo de mi pecho se suaviza, con tanto detalle que yo también lo veo. El recuerdo no era mío, pero ahora lo es.

No es casual que las personas experimenten paz en los funerales y en los servicios conmemorativos. Sin duda, nos proporcionan un cierre, pero, más que eso, nos ofrecen la oportunidad de recordar. Los homenajes que realizan los viejos amigos nos permiten asomarnos a la persona que era nuestro ser querido antes de que le conociéramos o nos recuerdan anécdotas que creíamos olvidadas. Comer sándwiches resecos en el vestíbulo de una iglesia nos da la oportunidad de compartir recuerdos y de conocer mejor a la persona que nos ha dejado, pero no es necesario restringir esas conversaciones a los velatorios. Si notas que tus recuerdos empiezan a tornarse escurridizos —y si tienes fuerzas para hacerlo—, intenta hablar con alguna persona que le conociera. Los recuerdos son animales caprichosos que se pueden despertar tan fácilmente como se aletargan, y las conversaciones nos ayudan a revivir momentos que quizá creíamos perdidos. Hablar de las personas que amamos y perdimos contribuye a mantenerlas vivas en nuestra memoria colectiva.

A veces, hablar es algo que nos supera. Queremos guardarnos la pena, o bien no encontramos las palabras para compartirla, o no hay nadie que conociera lo bastante bien a nuestro ser querido. Hay otras maneras de recordar. Puedes sacar su ropa o ver fotografías. Leer un libro que le encantaba y pasar los dedos por los pliegues de las esquinas. Cocinar una antigua receta escrita cuidadosamente a mano o a partir de las anotaciones en los márgenes de un libro de cocina muy gastado. «No ha salido muy bien. ¿Probar con tres huevos?». Esos objetos tangibles no solo desencadenan recuerdos, sino que también fortalecen nuestros vínculos con los que ya no están.

Mi primera novela está dedicada a mi hijo. Cuando la publicaron, la veía en estaciones de tren y aeropuertos de todo el país, en supermercados, en tiendas de enormes cadenas y en pequeñas librerías de plazas pintorescas. Vendió un millón de ejemplares y me imaginé a todas esas personas sujetando el libro, estudiando la portada, doblando el lomo. Imaginé que leían las palabras de la primera página.

«Para Alex».

Mi niño, recordado un millón de veces como mínimo.

Eso es lo que hacemos. Plantamos árboles y grabamos nombres en piedra. Ponemos placas en bancos. Corremos carreras con su nombre en el pecho. Escribimos libros para ellos. Así les rendimos homenaje y les hablamos de ellos a los extraños. Así les recordamos.

*

Cuando quiero recordar a mi hijo —recordarlo de verdad—, abro la caja en la que guardo sus pertenencias.

Acaricio la huella de su mano y la huella de su pie diminuto. Leo los titulares del periódico del día en que nació. Los objetos físicos suscitan una ola de recuerdos para los que estoy preparada. Recuerdo sus uñas minúsculas, de un rosa translúcido, y tan afiladas que se arañaba. Recuerdo su sorpresa cuando le hice cosquillas en la planta de los pies. Recuerdo haberle cepillado el cabello y haberme preguntado si el color rojo (mi contribución a sus genes) permanecería. Me acuerdo de las conversaciones con los otros padres y madres en el hospital, la amabilidad de las enfermeras. La incontenible emoción que sentí cuando me empujaron en la silla de ruedas a la unidad de cuidados intensivos neonatales para que conociera a mis hijos, la magia del momento en que nuestros ojos se encontraron por primera vez. Lo recuerdo todo. No lo he olvidado.

Todavía soy perfectamente capaz de entrar en una habitación y no saber qué estoy haciendo allí, pero fuentes fiables me han informado de que es algo frecuente entre la gente de mi edad. He recuperado la claridad de pensamiento que tuve una vez: la agudeza mental que daba por supuesta antes de mi pérdida. Al final he comprendido que olvidar es parte del proceso del duelo. Olvidar la sensación de estar en las garras del dolor, de notar que el mundo se desploma a tu alrededor. Olvidar el horror de aquellos primeros días.

Como las olas que barren una playa de guijarros, el tiempo suaviza las aristas de nuestros recuerdos y, en ocasiones, tenemos la sensación de que estamos perdiendo las partes lisas junto con las más cortantes. Pero solo tenemos que cerrar los ojos y recorrer con suavidad los momentos importantes. Están todos ahí, guardados a buen recaudo. No hemos olvidado. En realidad, no.

Dieciocho

Te prometo que este dolor no durará siempre

Lo sé: ya he hecho esta promesa. Pero quiero que veas esta promesa en concreto si eres de esas personas que empiezan los libros por el final. Quiero que se te grabe en la mente si la estás leyendo por segunda vez, o por última, porque esta promesa es la más importante. También es la más difícil de creer. El dolor del duelo temprano es tan intenso que parece imposible que vaya a desaparecer. Pero lo hará. Créeme.

Me imagino la aflicción representada en un gráfico, como los valores de la Bolsa de Londres, o los altibajos de alguien que está perpetuamente a dieta. El tiempo está indicado en el eje inferior: nuestra supervivencia dividida primero en horas, luego en semanas, en meses y, por fin, en años. En el eje vertical, los marcadores de nuestro bienestar: feliz, estable, hundido. Una gruesa línea negra muestra nuestro titubeante avance a través de la pena, que comienza fuera de escala, en el abismo de la pérdida reciente: ese dolor puro que nos asfixia, imposible de describir a quienes no lo han sentido.

Si pudieras asomarte al futuro, verías que la línea de tu gráfico asciende de manera lenta pero segura. En ocasiones se verá interrumpida por un descenso en picado, pero volverá a ascender, y la curva proseguirá su tendencia. Hacia arriba, siempre hacia arriba.

Hubo una vez, pocos años después de que Alex muriera, en que me percaté de que mi recuperación se había estabilizado. El tiempo seguía pasando, pero la línea que antes apuntaba regularmente hacia el cielo ahora se dirigía hacia el este. Ni al norte ni al sur. Permaneció igual durante dos años, puede que tres. «Esto es lo máximo a lo que puedo aspirar», escribí en mi diario. No estaba ni contenta ni triste, ni mejor ni peor. Recuerdo que me invadió la desesperación cuando comprendí que siempre me sentiría así; estaba destinada a llevar esa pena sólida y pesada dentro de mí. Nunca me iba a sentir mejor.

Pero me equivocaba.

No sé por qué mi recuperación se estancó cuando lo hizo y durante ese tiempo determinado, pero debía de ser lo que mi mente y mi corazón necesitaban en ese momento. Porque, a su debido tiempo, la gruesa línea negra volvió a ascender.

Este año, mi hijo habría cumplido dieciocho años. Estaría pidiéndome prestado el coche, visitando universidades, planeando un año sabático de viajes y aventuras. Puede que le encantara el deporte, la música o el teatro; que estuviera obsesionado con el espacio, los árboles o los ordenadores. Su hermano gemelo y él tal vez fueran inseparables.

Es doloroso pensar en lo que pudo ser, e intento recordarme que no tiene sentido, puesto que nadie sabe adónde habríamos llegado ninguno de nosotros si hubiéramos escogido otros caminos. Yo podría haber seguido en la policía y haber ascendido a inspectora, pero en vez de eso me hice escritora. Podría haber traído a cuatro niños del hospital, pero volví solamente con tres. La vida está llena de encrucijadas, y cada una nos lleva en una dirección distinta. A veces disfrutamos del lujo de poder elegir qué camino tomamos, o bien de volver atrás y probar otra ruta si la primera no nos gusta. Otras veces no tenemos más remedio que seguir andando y sacar el máximo partido al trayecto.

Tú y yo no elegimos este camino en el que nos encontramos. No queríamos conocernos en este club del que nunca pedimos ser miembros. Y, sin embargo, aquí estamos, caminando, si no juntos, sí con un rumbo parecido, buscando a la persona que éramos antes de que la pena nos devorase por completo.

Cuesta no imaginar lo que estaría haciendo mi hijo. Es difícil ver a su hermano encaminarse al colegio cada mañana y no preguntarme qué bachillerato habría escogido. Cada año que pasa, cada hito que se pierde es una astilla en el corazón.

Pero esos momentos también son hitos para nosotros. Son medallas por las que hemos luchado, y que debemos exhibir con orgullo. Son pruebas de que seguimos en pie, de que llevamos un año más con la cabeza fuera del agua. El viaje a través de la aflicción no es fácil. Implica cruzar un río saltando por las piedras, algunas más seguras que otras. A veces resbalamos y caemos al agua, y sería fácil quedarse allí, ahogándose en la pena, pero no lo hicimos. No lo hiciste. Sino que te levantaste. Encontraste el equilibrio de nuevo y seguiste avanzando. Has leído este libro.

Cada vez que caemos nos cuesta menos volver a levantarnos. La morfina de la pena es el tiempo. El tiempo no cura en sí mismo, pero nos muestra que podemos seguir adelante. Suaviza las aristas del dolor y pone distancia entre nosotros y la pérdida, para que veamos con más claridad. Nos muestra que la vida merece la pena, aunque nuestros seres queridos no estén con nosotros para compartirla.

Hace dieciocho años tenía que recordarme que debía respirar. Cada día me obligaba a levantarme, a poner un pie delante del otro, hasta que un día ya no tuve que recordármelo. Estaba andando sin más. Respirando, de pie, caminando. Sobreviviendo, sin ir a mejor, pero sobreviviendo en cualquier caso.

A medida que pasó el tiempo, crecí bordeando mi pena, como un árbol crece bordeando una baranda.

Empecé a vivir de nuevo.

Empecé a prosperar.

No estoy «mejor». Me estoy recuperando y siempre habrá días en los que recaiga. Sospecho que nunca dejaré de cambiar el canal de la tele cuando aparezcan bebés en cuidados intensivos, que siempre me sumiré en un silencio meditabundo cuando vea a una pareja de gemelos. Toda la vida echaré de menos a mi hijo.

Siempre lloraré por él. Y desearé que la vida nos hubiera repartido una mano distinta. Pero también sé que los narcisos siempre me harán sonreír y le estaré eternamente agradecida a la mujer que se presentó en mi puerta con una promesa que nunca creí que se haría realidad. Ahora soy más que mi dolor, y tú también lo serás.

Si ahora mismo el mero hecho de existir te abruma, te prometo —de todo corazón— que te sentirás mejor. Solo tienes que superar el día de hoy. Si eso es demasiado, vive la hora siguiente, el minuto siguiente, un solo segundo. Un paso y luego otro, una respiración y luego otra.

Te prometo, mientras te acompaño en tu pena, que te sentirás mejor.

No siempre te dolerá tanto.

Algunas ideas prácticas que a mí me han ayudado:

Leer libros.
Hacer deporte.
Estar en la naturaleza.
Darme una ducha.
Escribir cómo me siento.
Hacer listas.
Ayudar a los demás.
Nadar en aguas frías.
La comida casera.
Volver a ver mis series favoritas.
Estar con animales.
Desconectar de internet.
Darme permiso para llorar.

Recursos

La Asociación Alma y Vida está compuesta por un colectivo de padres y madres que han vivido la experiencia de la pérdida de un hijo o hija. Mediante una ayuda gratuita y aconfesional, acompaña a otros padres con terapias de grupo y otras actividades dirigidas por profesionales. Aunque está ubicada en Andalucía, ofrece también reuniones por videoconferencia.

Teléfono: 657 411 202

<almayvida.es>

La Asociación Española contra el Cáncer acompaña a las personas que han perdido a un ser querido por esta enfermedad mediante orientación psicológica a familiares y recursos de orientación y apoyo.

Teléfono: 900 100 036
<contraelcancer.es/es/atencion-duelo>

La Asociación de Ayuda Mutua ante el Duelo ofrece un foro de ayuda mutua para que las personas que han perdido a un ser querido puedan compartir experiencias y sentimientos, y puedan recibir apoyo y comprensión durante el duelo.
Teléfono: 618 195 469
<amad.es>

La Fundación Menudos Corazones ofrece acompañamiento a personas que han perdido un hijo o hija con cardiopatías.
Teléfono: 660 034 257
<menudoscorazones.org>

Existen también entidades de ayuda al duelo en las distintas comunidades.

Me han sido de ayuda los siguientes libros:

No ficción

Las cinco personas que encontrarás en el cielo, Mitch Albom.

The Madness of Grief, Richard Coles.

El año del pensamiento mágico, Joan Didion.

Razones para seguir viviendo, Matt Haig.

El arte de curar un corazón, Cathy Rentzenbrink.

Grief Works, Julia Samuel.

Ficción

Las palabras que confiamos al viento, Laura Imai Messina.

Hamnet, Maggie O'Farrell.

El duelo es esa cosa con alas, Max Porter.

The Trick to Time, Kit de Waal.

Agradecimientos

Nunca planeé escribir este libro, y no lo habría hecho de no haber sido por la extraordinaria respuesta a los tuits que publiqué con motivo del aniversario de la muerte de Alex. Por ese motivo, debo dar las gracias ante todo a los miles de personas que compartieron conmigo sus propias historias de duelo y recuperación. Hice lo posible por contestar a todo el mundo, pero los mensajes entraban según los iba contestando. Si me escribiste, quiero que sepas que leí tus palabras y que me conmovieron, y que eres la inspiración de este libro. Al redactarlo, he abordado una capa más de mi duelo y también por eso estoy agradecida. Gracias a todo el mundo.

Me preocupaba que escribir un libro sobre el duelo

fuera autocomplaciente, que fuera prepotente por mi parte pensar que tenía algo nuevo que decir. Doy gracias a mis agentes, Emily Harris y Sheila Crowley, por ofrecerme su apoyo incondicional desde que les mencioné el proyecto sin demasiada convicción y por buscarle un sitio con el maravilloso equipo de Sphere. Emily Barrett aportó sus propias experiencias con el duelo a estas páginas y me orientó por el proceso editorial con un tacto y una perspicacia extraordinarios. Trabajar con ella ha sido todo un privilegio.

Muchos amigos, nuevos y antiguos, me han acompañado en mi proceso de duelo y en la redacción de este libro. No hay sitio para nombraros a todos, y eso es maravilloso en sí mismo. Gracias por estar ahí.

Para terminar, muchas gracias a mi familia. Escribir este libro ha sido difícil, pero escribirlo rodeada de amor lo ha cambiado todo. Soy inmensamente afortunada por teneros.

Este libro se terminó de imprimir en los talleres de Limpergraf en febrero de 2025.

Te prometo que este dolor no durará siempre ha sido posible gracias al trabajo de su autora, Clare Mackintosh, así como de la traductora Victoria Simó Perales, la correctora Eva Robledillo, el diseñador José Ruiz-Zarco, el equipo de Realización Planeta, la directora editorial Marcela Serras, la editora ejecutiva Rocío Carmona, la editora Ana Marhuenda, y el equipo comercial, de comunicación y marketing de Diana.

En Diana hacemos libros que fomentan el autoconocimiento e inspiran a los lectores en su propósito de vida. Si esta lectura te ha gustado, te invitamos a que la recomiendes y que así, entre todos, contribuyamos a seguir expandiendo la conciencia.